Andrea Landschof

Das bin ich!?

Verborgene Talente entdecken und Veränderungen gestalten

D1866755

www.junfermann.de

blogweise.junfermann.de

www.facebook.com/junfermann

twitter.com/junfermann

www.youtube.com/user/Junfermann

www.instagram.com/junfermannverlag

ANDREA LANDSCHOF

DAS BIN ICH!?

VERBORGENE TALENTE ENTDECKEN UND VERÄNDERUNGEN GESTALTEN

Junfermann Verlag
Paderborn
2018

Copyright	© Junfermann Verlag, Paderborn 2018
Coverfoto	© D-Keine – www.istockphoto.com
Covergestaltung / Reihenentwurf	JUNFERMANN Druck & Service GmbH & Co. KG, Paderborn
Abbildungen	Jeanine Reble, www.sinnbild-reble.de
Satz & Layout	JUNFERMANN Druck & Service GmbH & Co. KG, Paderborn

Alle Rechte vorbehalten.

Das Werk einschließlich aller seiner Teile ist urheberrechtlich geschützt.
Jede Verwendung außerhalb der engen Grenzen des Urheberrechtsgesetzes ist ohne Zustimmung des Verlages unzulässig und strafbar. Dies gilt insbesondere für Vervielfältigungen, Übersetzungen, Mikroverfilmungen und die Einspeicherung und Verarbeitung in elektronischen Systemen.

Bibliografische Information der Deutschen Nationalbibliothek

Die Deutsche Nationalbibliothek verzeichnet diese Publikation in der Deutschen Nationalbibliografie; detaillierte bibliografische Daten sind im Internet über http://dnb.d-nb.de abrufbar.

ISBN 978-3-95571-770-4
Dieses Buch erscheint parallel als E-Book.
ISBN 978-3-95571-809-1 (EPUB), 978-3-95571-811-4 (PDF), 978-3-95571-810-7 (MOBI).

Für Alice

Inhalt

Einleitung

Liebe Leserinnen und Leser,

gehören auch Sie zu den Menschen, die ihren persönlichen und/oder beruflichen Weg aus den Augen verloren haben? Haben Sie das Gefühl, in einer Sackgasse zu stecken? Vielleicht sind Sie unzufrieden und drehen sich im Kreis; wissen nicht, ob Sie gehen oder bleiben sollen und ob die Entscheidung, zu der Sie tendieren, tatsächlich die richtige ist. Sie empfinden Leidensdruck aufgrund der aktuellen Situation und haben dennoch Angst vor einer Veränderung? Sie können nicht genau sagen, was Ihnen fehlt oder woher Ihre Unzufriedenheit rührt? Sie sind unsicher und wissen nicht, was Sie wollen – oder gar können – und wie Sie eine Veränderung initiieren sollen? – Dann begeben Sie sich mithilfe dieses Buches auf eine ganz persönliche Zeitreise und lassen Sie sich überraschen, was in Ihnen steckt!

Den meisten Menschen ist gar nicht bewusst, über welche Möglichkeiten sie verfügen. Unsere frühen Prägungen haben oftmals unsere Potenziale untergraben. Sie wurden verdrängt oder abgespalten, weil sie nicht gefragt, nicht erlaubt oder nicht erwünscht waren. „Kinder mit einem Willen kriegen was auf die Brillen!", „Ein Indianer kennt keinen Schmerz!" oder „Sei sittsam und bescheiden, das ist die schönste Zier, dann kann dich jeder leiden, und dieses wünsch ich dir" sind möglicherweise früh übernommene Glaubenssätze, die uns noch heute beeinflussen und boykottieren können. Wir wissen nicht mehr, was wir wollen, weil wir den Kontakt zu den eigenen Bedürfnissen und Impulsen verloren haben. Wir zeigen keine Gefühle, weil diese uns selbst fremd geworden sind, und verhalten uns anspruchslos und angepasst. So bewegen wir uns jedoch mit angezogener Handbremse durchs Leben. Unsere in uns schlummernden Talente liegen brach. Dabei geht es im Leben doch darum, Veränderungen kraftvoll und selbstbestimmt zu gestalten, gute Entscheidungen zu treffen und neue Pfade zu gehen, zu sich zu stehen, mit Rückschlägen konstruktiv umzugehen, mit unliebsamen Gewohnheiten zu brechen oder gesetzte Ziele zu verfolgen.

Es muss also etwas anders werden, damit sich die Unzufriedenheit in Zufriedenheit und innere Ruhe verwandelt.

Seit über drei Jahrzehnten beschäftige ich mich mit persönlicher und beruflicher Entwicklung. In meiner Arbeit als Beraterin und Ausbilderin begegnen mir viele Menschen, die in Sackgassen feststecken und wieder Vertrauen in ihre eigene Selbstwirksamkeit gewinnen möchten, die sich fragen: „Wer bin ich eigentlich?" und „Wohin möchte ich mich verändern?". Sie wünschen sich Gewissheit, all ihre Potenziale und Talente im Leben auszuschöpfen.

Talent meint im Volksmund in der Regel eine besondere Begabung mit hervorstechenden Merkmalen, die nicht selten geldwerte Vorteile bringt. Es herrscht dabei heute noch der Mythos eines begnadeten Genies vor, dem alles ohne Mühen zufliegt. Wenn ich in diesem Buch von Talenten spreche, verbinde ich damit allerdings *keine* außerordentliche Begabung oder besondere Leistungsvoraussetzung einer Person auf einem bestimmten Gebiet. Es geht *nicht* um Talente, die sich mit genetischer und sozialisationsbedingter Unterstützung als überdurchschnittliche Fähigkeiten zeigen, die dann durch Übung weiter gefördert werden. So möchte ich Talente an dieser Stelle nicht verstanden wissen, sondern vielmehr als generelle Anlage und die Befähigung eines Menschen, sein Leben mit all seinen Herausforderungen zu meistern und dabei seine Fähigkeit zu denken, zu fühlen und zu handeln zu nutzen, um stimmige Lösungen zu kreieren.

Talent bezeichnet hier die Fähigkeit und generelle Anlage eines Menschen, sein Leben autonom und stimmig zu gestalten.

Ich gehe davon aus, dass in jedem von uns von Geburt an ein unverwechselbares Wesensmuster angelegt ist. Wir reifen heran zu dem, was den Kern unserer Identität ausmacht, sofern uns die Gelegenheiten dazu gegeben sind und wir die Chancen nutzen, die uns das Leben bietet. Wir sind nicht nur ein von außen determiniertes Wesen, und wir sind nicht nur abhängig von Genetik und soziokulturellen Faktoren. Wir haben die Wahl, den Spuren unseres Wesens und unserer Talente zu folgen. Dabei muss unsere Talententwicklung nicht zu etwas Spektakulärem führen, wie etwa zu bahnbrechenden physikalischen Erkenntnissen im Ausmaß der Relativitätstheorie oder zu grandiosen Kompositionen wie die von Mozart. Talente auszuleben und sich zu etwas berufen zu fühlen kann auch bedeuten, dass Sie Ihren kreativen oder mathematischen Begabungen nachgeben, dass Sie verantwortungsvoll für Ihre Großmutter sorgen oder eine Familie gründen. Vielleicht entspricht es Ihrem Wesensmuster, eine bestimmte Lebensart zu pflegen oder einem bestimmten Hobby nachzugehen. Um seelisch und körperlich gesund zu bleiben, gilt es, unser Wesen zu respektieren und mit uns in Einklang zu bringen. Manche Prägungen drängen uns jedoch von diesem Kurs ab. Und damit geraten auch unsere Talente aus dem Fokus. Und werden zu sogenannten latenten Talenten. Unter latenten Talenten verstehe ich verdeckte, verhüllte, schlummernde, unbewusste, ungenutzte und im Verborgenen liegende Befähigungen, Anlagen und Potenziale des Denkens, Fühlens und Handelns. Um unsere Authentizität zu wahren, gilt es, unsere in uns schlummernden Talente zu entdecken, zu entwickeln und auszuschöpfen.

Latente Talente sind ungenutzte und im Verborgenen liegende Potenziale des Denkens, Fühlens und Handelns.

Die meisten Menschen tragen eine Sehnsucht in sich, ihr Leben so zu verändern, dass sie das Gefühl haben, „heil“ zu sein, wie es einmal eine Klientin ausdrückte. Dieses Buch ist ein Leitfaden und Arbeitsbuch für Menschen, die ihre eingefahrenen

Sackgassen überprüfen und die ihre Blicke auf (nicht genutzte) Chancen und (nicht gelebte) Potenziale richten möchten; Menschen, die Lust auf Veränderung haben; die ihr Leben wieder in Passung mit ihrem Wesenskern bringen und es in Verbindung mit ihren äußeren Umständen gestalten wollen.

Sie werden zu einer persönlichen Zeitreise eingeladen, Ihr Leben im Heute zu reflektieren, mit Erfahrungen von gestern umzugehen und Visionen für morgen zu entwickeln. Und dabei soll die Wahrnehmung des bereits Gelungenen nicht außer Acht gelassen werden. Entdecken Sie Ihre verborgenen Talente, um mit deren Hilfe gute Entscheidungen zu treffen, Ihre persönlichen und beruflichen Herausforderungen zu meistern und stimmige und aktuelle Lösungen für unterschiedliche Problemlagen zu kreieren. Dazu spüren Sie aktuelle Störfaktoren auf und prüfen, was für Sie und Ihre Veränderungsprozesse jeglicher Art hilfreich sein könnte: die Komfortzone verlassen, sich von alten Sehnsüchten verabschieden und unsere Potenziale in den Erinnerungen entdecken. Sie entdecken den roten Faden in Ihrem Leben, der sich als Grundmuster Ihrer Persönlichkeit durch Ihre Biografie zieht und der nicht mehr passende und einschränkende Glaubenssätze zum Vorschein bringt. Sie entlarven Ihre Selbstsabotageaktionen. Das heißt, Sie werfen einen Blick auf Ihre unbewusst und selbst entwickelten „Stolpersteine", mit denen Sie sich bisher in unterschiedlichen Lebenslagen ein Bein gestellt haben, zum Beispiel, indem Sie immer wieder an den „falschen" Partner oder in den „falschen" Job geraten sind. Und Sie erhalten Ideen zur Auflösung dieser Glaubenssätze. Mithilfe dieses Buches finden Sie heraus, warum Sie in bestimmten Situationen immer gleich reagieren, obwohl Sie es eigentlich anders wollen, und welche psychologischen Spiele Sie dabei immer wieder unbewusst spielen. Sie entkräften die Antreiber, die Sie im Alltag stressen, und lernen, was Sie brauchen, um stimmige persönliche und berufliche Entscheidungen treffen zu können. Zum Abschluss erfahren Sie, wie Sie sicher durch Zeiten des Umbruchs und der Veränderung kommen. Für die Übergangsphase werde ich Ihnen zur Unterstützung sechs konkrete Handlungsschritte zur inneren und äußeren Neuentscheidung zur Verfügung stellen, die Sie individuell für Ihren Prozess gestalten können.

Sie werden in diesem Buch immer wieder Ausführungen zur Transaktionsanalyse (TA) finden.

Die TA wurde von dem US-amerikanischen Psychiater und Psychotherapeuten Eric Berne (1919–1970) auf der Basis tiefenpsychologischer und verhaltenstheoretischer Ansätze entwickelt. Die TA fördert die Wahrnehmung des eigenen Erlebens, Denkens und der Emotionen und lädt zur Realitätsüberprüfung ein: Stammt mein Fühlen, Denken und Handeln aus dem Gestern oder ist es stimmig mit mir als Person und mit meiner heutigen Lebenswelt? In einfachen Worten umschrieben, bietet die TA Erklärungen für komplexe Sachverhalte in Ihrem Leben. Sie schärft den Blick für das Wesentliche.

Wenn Transaktionsanalytiker auf soziale Interaktionen oder einzelne Personen schauen, leitet sie die Überzeugung, dass Menschen von ihrem Wesen her in Ordnung sind und jeder die Fähigkeit hat zu denken. Transaktionsanalytiker gehen davon aus, dass es jedem Menschen möglich ist, durch das Nutzen seiner ihm innewohnenden Ressourcen autonome Entscheidungen für sich und andere zu fällen und die Verantwortung für diese Entscheidungen zu tragen. Damit verbunden, leitet sich die Lern- und Veränderungsfähigkeit eines jeden Menschen ab. Die Transaktionsanalyse hat das Ziel, Menschen darin zu unterstützen, ein selbst gestaltetes, selbst verantwortetes und autonomes Leben in Verbundenheit mit anderen Menschen und der Welt zu führen. Dazu benutzen wir unsere Fähigkeit zur Bewusstmachung der momentanen Gegebenheiten und unsere Fähigkeit, aus einer Bandbreite verschiedener energetischer Zustände auszuwählen. Diese als Spontaneität bezeichnete Fähigkeit beinhaltet eine Flexibilität, mit der wir in der Lage sind, Alternativen im Fühlen, Denken und Verhalten zu kreieren und im Hier und Jetzt zu handeln. Wir können frei auswählen und entsprechende unterschiedliche Reaktionsmuster einsetzen, ohne auf festgefahrene Erlebens- und Verhaltensmuster zurückzugreifen. Dabei sind wir bereit, uns auf einen echten emotionalen Kontakt mit anderen Menschen einzulassen. Diese Form von Intimität erlaubt es uns, Beziehungen und Begegnungen mit anderen zu gestalten, die frei von Spielen und Manipulationen sind. Wir können Nähe und Zuwendung geben und annehmen. Autonomie wird als „bezogene Autonomie", die den Menschen in seiner Verantwortung als Teil der Welt darstellt, angesehen. Die TA bietet Instrumente zur Analyse und stellt Strategien zur Veränderung von inneren und äußeren Prozessen zur Verfügung.

Im Folgenden werden Sie die grundlegenden Konzepte der TA kennenlernen sowie Fallbeispiele, Erfolgsgeschichten, Tests und Anregungen zur Selbstreflexion erhalten, mit deren Hilfe Sie Ihre Verhaltensmuster untersuchen, verstehen und verändern können.

Ebenso kann dieses Buch auch von Beratern und Coaches in der Beratungspraxis eingesetzt und zum Thema persönliche und berufliche (Neu-)Orientierung und Entwicklung genutzt werden.

Je nachdem, an welchem Punkt Sie sich gerade befinden, können Sie das Buch chronologisch oder auch abschnittsweise lesen.

Aus Gründen der Lesefreundlichkeit verwende ich die männliche Form, wenn männliche wie weibliche Personen gemeint sind.

Zum persönlichen Schutz der Klienten sind alle Namen von Personen und Daten, die in diesem Buch als Anwendungsbeispiele verwendet werden, von mir geändert worden.

1. Alter Trott oder neue Wege? Wie Veränderung gelingt

1.1 Die Komfortzone verlassen

Denken Sie gerade intensiv über Ihre aktuelle private und berufliche Lebenssituation nach? Haben Sie Lust, die Ziele, die Sie verfolgen, zu überprüfen? Glauben Sie, dass in Ihnen noch verdeckt liegende Potenziale schlummern, und möchten Sie Ihren latenten Talenten auf die Spur kommen? Dann sind Sie in guter Gesellschaft! Das Bedürfnis nach Sinnerfüllung in Beruf und Privatleben entspricht inzwischen dem Zeitgeist. Das an sich ist völlig legitim und nachvollziehbar. Im Zeitalter des „Anything goes" haben wir jedoch fast unendlich viele Wahlmöglichkeiten und stehen vor ganz individuellen Entscheidungen, wie wir unser privates und berufliches Leben gestalten wollen. In unserer mobilen Gesellschaft sind die unterschiedlichsten Lebens- und Arbeitsformen erlaubt. Lebensläufe sind nicht mehr vorgegeben, und entscheidende Veränderungen sind in jedem Lebensalter möglich. Identitäten können frei gewählt werden und laden Menschen zu stetigen Anpassungsleistungen ein. Was ein gelungenes Leben bedeutet, steht jedem frei, selbst zu entscheiden.

> Sich in einer „Alles ist möglich"-Gesellschaft zurechtzufinden erfordert neue Kompetenzen im Umgang mit sich selbst.

In meiner Arbeit erlebe ich die Freude vieler Frauen und Männer über ihre unterschiedlichen Entwicklungsmöglichkeiten und gleichzeitig ihre damit verbundene Verunsicherung. Die große Auswahl an Lebensentwürfen bietet uns eine bisweilen verwirrende Vielfalt. Viele scheinen erschöpft zu sein ob des stetigen Entscheidungsdrucks und des empfundenen Zwangs, dauerhaft ihr Wohlgefühl zu maximieren.

Um der Dynamik um uns herum gewachsen zu sein und ihr standzuhalten, ist es hilfreich, sich mit der eigenen Identität auseinanderzusetzen und das Leben so zu gestalten, dass wir im Einklang mit uns selbst und der Umwelt leben. Trotz oder gerade wegen der rasanten Veränderungen im Außen ist es wichtig, eine innere Stabilität zu wahren. Sonst werden wir zum Spielball der äußeren Verhältnisse. Psychische Widerstandsfähigkeit, die sogenannte Resilienz, erlangen wir unter anderem, indem wir uns mit der eigenen Biografie aussöhnen und unsere Potenziale ausschöpfen.

Resilienz

Der Begriff Resilienz leitet sich vom lateinischen Verb „resilio“ ab, was so viel bedeutet wie „zurückspringen“ (Belastbarkeit, Spannkraft, Widerstandskraft, Elastizität). Resilienz beschreibt die Fähigkeit eines Menschen, Selbstbewusstsein aufzubauen und die innere Balance zu halten, um auch in und nach Krisensituationen Druck oder Stress ohne Schaden aushalten.

Resilienz wird im Kontext der Kind-Umwelt-Interaktion erworben. Die Wurzeln werden dabei durch sogenannte protektive Schutzfaktoren gesetzt, die die Wirkung von Risikofaktoren beeinflussen. Diese Faktoren können sowohl in der Person des Kindes als auch in seiner Lebensumwelt gesetzt sein:

- eine stabile und emotional-positive Beziehung zu mindestens einer Bezugsperson, aufgrund der das Kind ein sicheres Bindungsmuster entwickeln kann,
- positive Rollenmodelle, d. h. Vorbilder für konstruktives Problemlösen und soziale Handlungen,
- positive Kontakte und Freundschaftsbeziehungen und
- positive Erfahrungen in Bildungseinrichtungen.

Als eine der ersten Forschungen zum Thema Resilienz gelten die Untersuchungen der amerikanischen Entwicklungspsychologin Emmy Werner. Sie beobachtete die Entwicklung von Kindern der Insel Kauai (Hawaii) bis zu deren 40. Lebensjahr. Besonders interessierte sie sich für die Kinder aus sozial schwachen Familien und fand dabei heraus, dass zwei Dritteln dieser Kinder später kein geregeltes Leben gelang. Einem Drittel aber war im Erwachsenenalter die schwierige Kindheit nicht mehr anzumerken. Diese resilienten Kinder waren laut Werner flexibel, ausgeglichen und wenig ängstlich (Welter-Enderlin & Hildenbrand, 2012; Gruhl, 2014).

Das klingt zunächst recht simpel. Wie oft haben Sie schon gehört, dass Sie „einfach nur“ Sie selbst sein sollen und auf sich hören müssen, um ein authentisches Leben führen zu können? Aber so einfach ist es für viele Menschen eben nicht, da ihnen das Entscheidende fehlt: Die Erkenntnis, wer sie sind. Sie kennen ihre Potenziale nicht, und auch ihre inneren Motive sind ihnen fremd.

Um das subjektiv „Beste“ in uns zu entdecken, lohnt es sich, unsere Komfortzonen zu verlassen. Und es lohnt sich, unsere Persönlichkeit infrage zu stellen und lieb gewonnene Gewohnheiten abzulegen. Um Platz machen zu können für das Neue in uns.

Wir können auch als Erwachsene unsere Resilienzfaktoren fördern, wenn wir sie als Kind nicht erworben haben. Beispielsweise können Sie in diesem Buch herausfinden, wie die Muster, mit denen Sie die Welt erfassen, Ihre Reaktionen auf Stress- und Entscheidungssituationen prägen. Ganz im Sinne von Aaron Antonovsky (1997), einem israelisch-amerikanische Medizinsoziologen, geht es darum, Ihr Kohärenzgefühl zu stärken. Das Kohärenzgefühl ist eine Orientierung, die ausdrückt, in welchem Ausmaß Sie ein Gefühl des Vertrauens darauf haben, dass Ereignisse und Dinge, die sich im Lauf Ihres Lebens aus der inneren und äußeren Umgebung ergeben, strukturiert, vorhersehbar und erklärbar sind (Verstehbarkeit), Ihnen Ressourcen zur Verfügung stehen, um den Anforderungen dieser Ereignisse und Dinge zu begegnen (Bewältigbarkeit), und dass diese Anforderungen allesamt Herausforderungen sind, die Ihre Anstrengung und Ihr Engagement wert sind (Sinnhaftigkeit).

„Und plötzlich weißt du: Es ist Zeit, etwas Neues zu beginnen und dem Zauber des Anfangs zu vertrauen."

(Meister Eckhart)

Im Zusammenhang mit Persönlichkeits- und Potenzialentwicklung ist auch die Frage interessant, ob unsere Persönlichkeit eigentlich festgelegt ist – oder in welchen Bereichen und in welchem Ausmaß wir uns oder unsere Charaktereigenschaften verändern können. Damit verbunden sehe ich auch die Frage, auf welche Weise wir Menschen an unsere Potenziale herankommen. Können wir überhaupt etwas entwickeln, das nicht da ist? Und wenn es vorhanden ist – als im Verborgenen liegende Ressource angelegt –, wie kommen wir dann an die Potenziale heran und können sie „ent-wickeln"?

Unterschiedliche Erklärungsansätze gehen heutzutage davon aus, dass unsere Persönlichkeit teilweise genetisch verwurzelt und teilweise durch Sozialisation geprägt ist. Ruhen Sie sich bitte nicht darauf aus, dass Sie dieses oder jenes vererbt bekommen haben oder dass Sie unwiderruflich durch Ihre Familie geprägt wurden. Diese Sichtweise würde uns jeglicher Freiheit berauben und uns zu Sklaven unserer Gene und Sozialisation machen. Unsere Persönlichkeit und damit auch unsere Lebensweise wären in diesem Fall durch innere (genetische) und äußere (sozialisierte) Vorgaben (vor-)bestimmt und eingeschränkt. Manche Persönlichkeitsanteile werden sicherlich immer unverändert bleiben. Sie werden als leiser Mensch nicht von heute auf morgen zu einem lauten Menschen werden. Aus einem extravertierten Menschen wird kein introvertierter Mensch. Wir haben aber die Gabe, bestimmte Persönlichkeitseigenschaften flexibel und zeitlich begrenzt einzusetzen, auch wenn sie unserer Natur wiedersprechen. So mussten Sie vielleicht auch schon einmal vor einer größeren Ansammlung von Menschen eine Rede halten, obwohl Sie solche Auftritte nicht sonderlich mögen. Mir geht es jedoch nicht um solche strategisch konstruierten und zeitlich begrenzten Aktionen, die wider unsere Natur sind. Es geht darum, dass Sie sich Ihren bisherigen Prägungen entgegenstellen und diese hinterfragen. Es ist möglich, über die beiden Einflussfaktoren Gene und Umwelt hinaus unsere individuellen Denk-, Fühl- und Verhaltensmuster zu verändern und die darin liegenden Potenziale ans Tageslicht zu bringen.

Lassen Sie uns mit einer Übung zur Potenzialentwicklung beginnen, und spüren Sie nach, ob Ihre Komfortzone dadurch berührt wird.

Bei der folgenden und allen anderen praktischen Übungen in diesem Buch sind Sie eingeladen, in Ihrem eigenen Tempo zu arbeiten und diesem entsprechend Pausen einzulegen, bevor Sie weiterlesen. Manche Fragestellungen und Anregungen benötigen vielleicht ein wenig mehr Zeit, damit das Gelesene und von Ihnen Geschriebene „sacken" kann. Unterbrechen Sie dann gern die Aufgaben, gehen Sie spazieren oder unterhalten Sie sich mit einem lieben Menschen über Ihre Gedanken. Die Antworten auf die Fragen zur Selbstreflexion und zum Selbstanalysebogen werden Sie zu einer sehr persönlichen Zeitreise einladen. Sie identifizieren Ihre Schwachstellen und neuralgischen Punkte als auch Ihre Stärken und Ressourcen. Gehen Sie bitte nachsichtig und milde mit sich um. Alles, was Sie bisher entwickelt haben, hatte seinen Sinn und Zweck und seine Berechtigung zu seiner Zeit. Ich finde, es verdient eine Würdigung, dass Sie Ihr Leben auf Ihre eigene Art und Weise bis hierhin und heute gestaltet haben.

Die erste Anregung zur Selbstreflexion finde ich sehr wirksam, wenn es darum geht, unsere persönlichen Komfortzonen zu verlassen. Hinterfragen Sie Dinge, von denen Sie glauben, sie nicht zu *können,* oder von denen Sie glauben, sie tun zu *müssen.*

Anregung zur Selbstreflexion 1

„Ich kann nicht" und „Ich muss"

Schauen Sie auf Ihre derzeitige Lebenssituation und auf all das, was Sie meinen, *nicht zu können.* Typische Antworten wären zum Beispiel: „Ich kann diese Ungerechtigkeiten von X nicht mehr ertragen" oder „Ich kann nicht Klavier spielen". Lassen Sie sich Zeit und schreiben Sie so viele Sätze, wie Sie mögen, zu diesem Satzanfang auf.

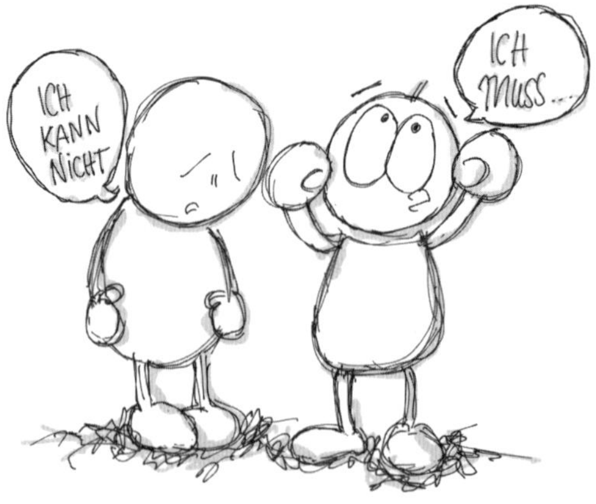

Ich kann nicht ...

Denken Sie nun an Dinge, von denen Sie glauben, dass Sie sie tun *müssen*. Zum Beispiel: „Ich *muss* jeden Morgen um sechs Uhr aufstehen und zur Arbeit gehen" oder „Ich *muss* nachgiebiger werden". Schreiben Sie einfach alles das auf, was Ihnen spontan aus Ihrem privaten und beruflichen Bereich einfällt:

„Ich muss ..."

„Ich will nicht"

Wiederholen Sie nun bitte Ihre Ich-kann-nicht-Sätze und ändern Sie sie um in Ich-will-nicht-Sätze (z. B. „Ich will diese Ungerechtigkeiten von X nicht mehr ertragen").

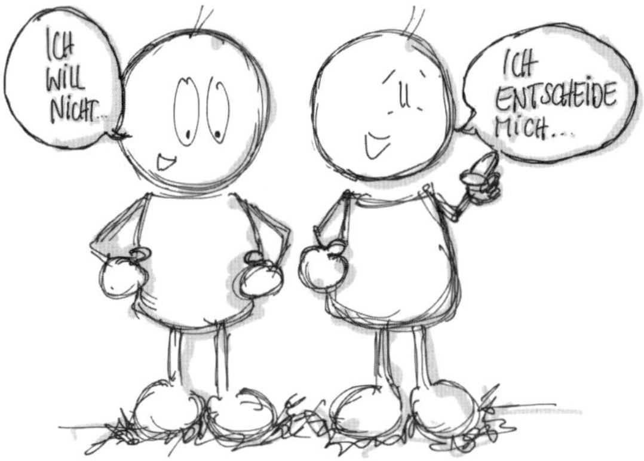

„Ich entscheide mich“

Wiederholen Sie nun Ihre Ich-muss-Sätze und ändern Sie sie um in Ich-entscheide-mich-Sätze (z. B. „Ich endscheide mich, jeden Morgen um sechs Uhr aufzustehen“).

Welche Auswirkungen hat das Ersetzen der Formulierung „Ich muss …“ durch „Ich entscheide mich …“ für Sie? Was verändert sich dadurch für Sie? Warum ergeben die Änderungen für Sie einen Sinn und warum nicht?

Haben Sie gemerkt, welchen Unterscheid der Austausch von „Ich kann nicht“ durch „Ich will nicht“ macht?

Einige Sätze bleiben natürlich in ihrer Wirkung bestehen und lassen sich durch die neuen Satzanfänge kaum umwandeln (zum Beispiel: „Wir müssen alle sterben“). In meinen Seminaren kommt daher zu Recht immer wieder die Frage auf, ob es nicht auch Muss-Sätze gibt, die bleiben, weil wir keine Wahl haben. Es gibt tatsächlich einige Sätze, bei denen ein „Ich entscheide mich“ infrage zu stellen wäre. So wie in dem angegebenen Beispiel. Doch wir haben trotz aller Bedingtheit immer die Wahl. Auch in größter Eingeschränktheit können wir bis zuletzt entscheiden, wie wir den jeweiligen Situationen begegnen. Beim Thema Sterben wäre es interessant, darüber nachzudenken, wie viel leichter wir „gehen“ könnten, wenn wir uns bewusst dazu entscheiden würden.

Als ich die obige Übung vor vielen Jahren in einem Seminar das erste Mal anbot, formulierte eine Teilnehmerin, die selbst als Trainerin arbeitete, den Satz: „Ich kann nicht vor großen Menschenmengen reden.“ Daraus wurde dann: „Ich *will* nicht vor großen Menschenmengen reden.“ Ihr fiel ein Stein vom Herzen, weil sie damit eine bewusste Willensäußerung machte, dann eine Entscheidung traf und es somit nicht mehr um ein Defizit ging: Ich will nicht und ich entscheide mich, nicht vor großen Massen von Menschen zu reden, weil es nicht meinem Wesen entspricht. (Eine alternative Formulierung könnte lauten: Ich entscheide mich, wann, wie häufig und wo ich es tue, weil es zu meinem Beruf gehört.)

Ende der 90er-Jahre begannen viele Trainerinnen eine Ausbildung zum „Speaker“ und stürmten auf die großen Bühnen. Dadurch entstand bei vielen Kolleginnen und Kollegen ein großer Erfolgsdruck, es ihnen gleichzutun. So auch bei meiner Teilnehmerin. Wie eine innere Erlaubnis, es auf ihre eigene Art zu tun oder zu lassen, wurde daher die Aussage „Ich will nicht“ empfunden. Sie macht selbstbestimmter. Dieses selbstbestimmte „Ich will nicht“ lag zuvor im Verborgenen und war ein latentes Talent, bevor es zum Vorschein und zum Einsatz kam und dadurch sichtbar wurde. Eine Fähigkeit also, die bis dahin nicht genutzt wurde.

Durch die vorausgegangene Übung wird unsere Komfortzone „irritiert", und wir werden auf die Macht der Worte aufmerksam gemacht. Durch den Austausch von nur einem Verb können Sie Haltung und Gefühl zu einer Situation oder einer Begebenheit verändern! Und damit auch Ihr Verhalten. Sie bringen sich in Kontakt mit Ihren Potenzialen. In den Sätzen, die mit „Ich will nicht" und „Ich entscheide mich" beginnen, zeigt sich Ihre Fähigkeit, bewusst und selbstbestimmt durchs Leben zu gehen. Etwas nicht zu *wollen* entspringt einer anderen Haltung, als etwas nicht zu *können*. Etwas tun zu *müssen* beinhaltet eine andere Haltung, als sich für etwas zu *entscheiden*. Haben Sie bemerkt, dass die Verantwortung und die Entscheidung dafür bei Ihnen liegen? Natürlich ziehen Entscheidungen immer Folgen und Konsequenzen nach sich. Damit dürfen wir umgehen und daraus lernen. Und darum geht es!

1.2 Sich von alten Sehnsüchten trennen

Befreien Sie sich bei der Suche nach Antworten auf die Frage, worin Ihre Potenziale und Talente liegen könnten und wer Sie sind oder noch werden wollen, von überhöhten Erwartungen und äußerem Druck. Sprechen wir von Veränderungen und Potenzialentwicklung, hören wir häufig von radikalen Kurswechseln, die manche Menschen vollziehen, und von außergewöhnlichen Talenten: von der weiblichen Führungskraft, die den Cut wagt und sich als Yogalehrerin selbstständig macht, vom Banker, der sich den lang ersehnten Traum vom Eventmanager erlaubt und nun Segelkurse auf den Balearen anbietet, von der Frau, die Mann und Kinder zurückgelassen hat, um als Weltenbummlerin sich selbst zu finden. Es geht nicht darum, dem allgemeinen gesellschaftlichen „Optimierungswahn" zu folgen. Veränderungen privater oder beruflicher Art sind oft viel weniger spektakulär. Nur wenige wechseln tatsächlich ihren Beruf oder definieren ihre Lebenskonzepte komplett neu. Manchmal kann es auch sinnvoll sein, sich von alten Sehnsüchten zu trennen. Ich werde in diesem Buch daher auch von Klienten berichten, die zunächst mit dem Wunsch nach einem Jobwechsel zu mir kamen und nach wenigen Coachingsitzungen feststellten, dass es reicht, ihren alten Beruf neu zu beleben und anders auszugestalten; oder Klienten, die nach beruflichen Pausen wieder in den alten Beruf zurückgekehrt sind.

> Manchmal reichen kleine Kurskorrekturen aus, um wieder Zufriedenheit zu empfinden.

Viele setzten ihr Potenzial ein, indem sie zum Beispiel auftretende Konflikte mit den Kollegen direkt ansprachen, statt wie bisher zu schweigen oder gar zu fliehen. Damit verabschiedeten sie sich von ihrer Sehnsucht nach Harmonie. Ich hatte Klienten, die sich inzwischen im privaten Umfeld politisch oder sozial engagieren und dadurch ihre Potenziale zum Einsatz bringen. Andere verändern lediglich ihre Aufgabengebiete, reduzieren ihre Arbeitszeiten oder qualifizieren sich weiter. Bei einem großen Teil geht es um das eigene mangelnde Selbstwertgefühl und um Ängste, die sie glauben lassen, ein Wechsel des Partners oder des Wohnorts löse ihre Probleme. Sind dann Konflikte mit dem Ehepartner oder anderen nahestehenden Personen bearbeitet, erkennen viele Menschen, dass sie in ihren alten Beziehungen recht gut aufgehoben sind. Neuorientierung bedeutet manchmal auch, eine innere Wandlung vorzunehmen, statt vor den Gegebenheiten zu fliehen.

Innerer Wandel statt Flucht!

Es bedarf nicht immer einer radikalen Veränderung, um Glück zu finden und seinen Potenzialen entsprechend zu leben. Manchmal geht es schlicht und einfach darum, Wertschätzung für Vorhandenes zu entwickeln und sich mit der eigenen Biografie auszusöhnen. Es kann außerordentlich heilsam sein, sich von (alten) Sehnsüchten zu trennen, weil sie nicht mehr zu einem passen. Wenn die Bilder, die wir von uns selbst haben, alte Bilder sind, zu groß oder nicht mehr realisierbar sind, unterliegen wir stets der Anstrengung, ihnen entsprechen zu müssen. Und damit verbunden ist möglicherweise die Angst, ihnen nicht gerecht zu werden. Ein Beispiel dazu:

BEISPIEL

Herr Tobias N., ein jüngerer Klient, den ich mehrere Monate begleitete, ging davon aus, dass er beruflich zufriedener wäre, wenn er aus seinem Angestelltenverhältnis heraus den Schritt in die Selbstständigkeit wagen würde. Seine Sehnsucht war verbunden mit inneren Bildern von finanzieller Unabhängigkeit, autonomer Zeitgestaltung und räumlicher Flexibilität. So weit, so gut. Diese Wünsche sind in Ordnung. „Alle um mich herum folgen erfolgreich diesem Weg", war seine Aussage. Es stellte sich im gemeinsamen Coachingprozess jedoch heraus, dass Herr N. zum einen die Selbstständigkeit recht einseitig betrachtete und Anforderungen sowie Risiken übersah. Zum anderen speisten sich seine Vorstellungen aus den Social-Media-Kanälen, in denen der Slogan „Alles ist möglich, du musst es nur wollen" vorherrscht. Eine Realitätsprüfung hatte nie stattgefunden. Sich schlussendlich von der Idee, sich beruflich selbstständig zu machen, zu verabschieden, erleichterte ihn. Sein Beschluss beruhte auf der Erkenntnis, dass er mit seiner Persönlichkeit und mit seinen Wertvorstellungen durchaus in einer festen Anstellung, jedoch in einer anderen Branche zufrieden sein könne. Das bedeutet nicht, dass sich Herr N. von seinen Wünschen nach Unabhängigkeit, Zeitgestaltung und Flexibilität verabschieden musste. Diese Werte ließen sich auch in anderen Kontexten leben und umsetzen.

Sich von alten Sehnsüchten zu trennen kann auch bedeuten, dass Sie Ihr Kindheitsbild korrigieren. Angenommen, Sie wollen als Kind Ärztin werden wie Ihre Mutter. Sie folgen also zunächst diesem Zukunftsbild, bis Sie als Medizinstudentin im höheren Semester immer unzufriedener und unglücklicher werden. Irgendwann müssen Sie einsehen: Es war nicht Ihre Sehnsucht, der Sie gefolgt sind, sondern Sie waren unbewusst in Ihrer Loyalität zur Mutter gebunden und wollten eine „gute Tochter" sein.

An dieser Stelle fällt mir eine Geschichte von Janosch (1978) ein. Janosch erzählt in seinem Bestseller *Oh, wie schön ist Panama* von zwei Lebenskünstlern, die zeigen, dass die Erfüllung ihrer Träume immer im Kopf beginnt. Die beiden Freunde, Tiger und Bär, leben glücklich in einem Häuschen, bis sie beschließen, sich auf den Weg nach Panama zu machen, weil dort alles besser und schöner sein soll. Nach längerer Zeit und mehreren Irrungen und Wirrungen auf der Reise kommen beide, ohne es zu ahnen, wieder zu ihrem alten, inzwischen verwilderten Haus und glauben, in Panama angekommen zu sein. Sie renovieren ihr Haus und verändern das Interieur, sie besorgen sich auch ein schönes Sofa. Und sind sehr glücklich darüber, ihre Träume verwirklicht zu haben. Warum also in die Ferne schweifen, wenn das Glück so nah liegt.

> Es ist außerordentlich heilsam, sich von alten Sehnsüchten zu trennen, weil sie nicht mehr zu einem passen.

Dass ein innerer Wandel statt eine Flucht heilsam sein kann, schließt jedoch nicht aus, dass es durchaus auch festgefahrene und leidvolle Situationen gibt, in denen es besser ist, sich von Arbeitsstätten oder von Menschen, die uns nicht guttun, zu lösen. Beispielsweise wenn es um Mobbing in der Firma oder Formen von Gewalt in der Partnerschaft geht. In diesen Fällen reicht zur Lösung der Probleme ein innerer Wandel oftmals nicht aus. Es braucht parallel dazu die äußere Veränderung.

1.3 Potenzial aus Erinnerungen schöpfen

Eine Potenzialanalyse kann auf unterschiedliche Weise vorgenommen werden. Die Potenzialanalysen, die ich kenne, beziehen sich in der Regel auf das Sichtbarmachen und Hervorheben von Fähigkeiten und Kompetenzen. Vom Ergebnis kann abgeleitet werden, in welchen Berufsfeldern die benannten Stärken besonders gefordert sind oder auch, welchen Führungs- und Kommunikationsstil jemand bevorzugt. Der Golden Profiler of Personality (GPOP) zum Beispiel ist ein weltweit anerkannter typologischer Persönlichkeitstest, der für den deutschen Sprach- und Kulturraum von Richard Bents und Reiner Blank entwickelt wurde und auf der Psychologie C.G. Jungs basiert. Er gibt wichtige Hinweise auf das individuelle und soziale Verhalten des Einzelnen und wird ergänzt um eine persönliche Stressskala (↗ http://www.gpop.info/). Er wird unter anderem in der Personal- und Organisationsentwicklung eingesetzt, um die Persönlichkeitsstruktur von Mitarbeitern zu erfassen. Durch einen Fragebogen mit fünf Dimensionen, in dem es um Selbsteinschätzung geht, wird die Zuordnung zu einem von 16 Persönlichkeitsmustern bestimmt. Die Erfassung von Fähigkeiten kann mit dem Anforderungsprofil eines Jobs abgeglichen und nach Übereinstimmungen ausgewertet werden. Dieses Vorgehen ist meiner Ansicht nach fehleranfällig. Lassen Sie mich das an einem persönlichen Beispiel erläutern: Meine Auswertung des GPOP entsprechend verfüge ich über hohe emotionale Kapazitäten: über einen ausgeprägten Sinn für Verpflichtung und hohe Moralvorstellungen. Sollte ich nun einen Beruf auswählen, in dem diese „Talente“ zum Einsatz kommen? Eigentlich enge ich mich mit meinem Sinn für Verpflichtung und Zuverlässigkeit auch oftmals ein. Und habe ich meine Moralvorstellungen selbst entwickelt und befolge ich sie gerne und freiwillig – oder sind es nicht eigentlich alte und von meinen Eltern übernommene Moralvorstellungen und damit Relikte der Vergangenheit?

„Eigentlich bin ich ganz anders – ich komme nur so selten dazu.“
(Ödön von Horvat)

Wie sieht es bei Ihnen aus? Sollten Sie zum Beispiel davon überzeugt sein, dass Sie kreativ sind, würden Sie es in einem Test wie dem GPOP sicherlich ankreuzen. Tatsächlich ist es aber vielleicht so, dass es Sie überfordert, in der Firma regelmäßig neue Ideen zu produzieren. Es strengt Sie sogar sehr an. Früher wurden Sie für Ihre tollen Ideen von Ihrem Vater gesehen und gelobt, heute spüren Sie dagegen Ihre darunterliegenden Bedürfnisse nicht, sondern machen einfach immer „kreativ“ weiter. Sie nehmen entsprechende Aufträge an und werden dadurch immer unzufriedener.

Wir Menschen haben zu einem frühen Zeitpunkt in unserem Leben ein Bild davon entwickelt, wer und wie wir sind. Persönlichkeitstests kategorisieren den Menschen und geben wieder, was der Mensch aktuell über sich selbst denkt – aber nicht, wie er zwangsläufig sein *muss*. Ebenso wie die Tests in diesem Buch helfen solche Auswertungen, sich besser zu verstehen und persönlich zu verorten. Wichtig ist jedoch zu berücksichtigen: Die Art und Weise, wie Sie sich darstellen und wie Sie Fragen in diversen Tests beantworten, ist geprägt durch Ihr Selbstbild, entspricht also Ihrem Bild von sich selbst, das Sie im Lauf der Zeit durch Ihre Erfahrungen entwickelt haben und das mit Ihrer Vergangenheit verbunden ist. Das Ergebnis spiegelt also *Ihre Wahrheit* wieder, der nur allzu oft ungeprüft und undifferenziert Glauben geschenkt wird.

Unser aktuelles Selbstbild ist mit unserer Vergangenheit verbunden.

Sie geben im Selbstanalysebogen zum Beispiel der Aussage „Es fällt mir schwer, um das zu bitten, was ich brauche“ eine hohe Punktzahl. Sie haben demnach Schwierigkeiten, Hilfe anzunehmen und anderen Menschen mitzuteilen, dass Sie Unterstützung benötigen. Wie kommen Sie darauf? War das schon immer so? Möglicherweise haben Sie schon sehr früh die Erfahrung gemacht, dass es sich nicht lohnt, um Hilfe zu bitten, da Sie diese von wichtigen Bezugspersonen nie oder nur sehr selten bekommen haben. Vielleicht wurden Sie als Kind auch beschämt oder gar ausgelacht, wenn Sie zeigten, dass Sie etwas nicht alleine durchführen konnten und aus diesem Grund nach Hilfe fragten. Diese Erfahrungen und Erinnerungen aus der Vergangenheit leiten Sie bis heute. Sie glauben weiterhin, dass Ihnen Unterstützung vorenthalten wird, ungeprüft von neuen Erfahrungen, die Sie vielleicht machen (oder machen könnten, wenn Sie doch einmal um Hilfe bitten würden).

Doch woher wissen Sie eigentlich, ob Ihre Erinnerungen wahr sind? Die Gedächtnisforschung (Hüther 2013) ist zu dem Ergebnis gelangt, dass Erinnerungen plastisch sind, sich also wandeln können und nicht immer deckungsgleich mit dem ursprünglich Erlebten sind. Wir nehmen im erinnernden Erzählen Aspekte neu hinzu, lassen Dinge weg und formen so das Geschehene. Erinnerungen sind Neu-Schaffungen. Das bedeutet, dass Erinnerungen sich durch neue Erfahrungen ändern und sich damit auch die Betrachtungsweise verändert, wie wir uns erinnern. Erinnerungen werden also durch die Brille, durch die wir uns heute sehen und darstellen, beeinflusst. Und damit prägen sie auch unsere Erwartungen an die Zukunft. In Kapitel 4 werden Sie mehr über die „Bibliothek Ihrer Erinnerungen" erfahren. Sie werden eingeladen zu überprüfen, wie die jeweiligen Erinnerungen und Geschichten zu Ihrem aktuellen Selbstbild passen und ob sie Ihnen noch entsprechen. Gleichfalls können Sie Ihren Geschichten nicht beachtete oder noch nicht genutzte Fähigkeiten, Ressourcen und Potenziale entnehmen.

> Erinnerungen ändern sich durch neue Erfahrungen, und damit verändert sich auch die Betrachtungsweise, wie wir uns erinnern.

Sie erkennen möglicherweise, was Sie von den Selbstbeschreibungen, die Sie von vergangenen Ereignissen und Erlebnissen ableiten, „behalten" möchten, weil Sie es als förderlich erleben und weil es tatsächlich Ihrem Wesen entspricht, und was Sie im Zuge der Potenzialanalyse und einer Neuorientierung „umschreiben" möchten.

Möglicherweise haben Sie bisher von sich geglaubt, nicht singen zu können, weil Ihnen noch der Satz von früher in den Ohren klingt: „Singen solltest du besser anderen überlassen, mein Kind." Dabei würde es Ihnen heute sehr guttun und Freude bereiten, in einem Chor oder in einer Gemeinschaft zu singen und sich aus vollem Herzen auszudrücken. Denn singen kann jeder. Auch Sie!

Vielleicht haben Sie aber auch vergessen, dass Sie früher als Jugendlicher Menschen mit Ihren (Reise-)Geschichten begeistern konnten. Hier liegen Ihre noch ungenutzten Potenziale, die Sie in Ihrem derzeitigen Job nutzen können.

Finden Sie Ihre eigenen Beispiele!

2. Der (Un-)Zufriedenheit auf die Spur kommen

2.1 Persönliche und berufliche Standortanalyse

Die Menschen, die zu mir in die Beratung kommen, sind unzufrieden in ihrem Job oder mit ihrem Leben allgemein. Sie wollen, dass etwas anders wird, können aber noch nicht konkret benennen, was. Die Frage, was sich ändern soll oder was sie statt der aktuellen Situation lieber hätten, bringt viele zunächst ins Grübeln. Sie kennen ihre Ziele noch nicht. Ihre Anliegen und das, was sie innerlich und äußerlich bewegt, sind noch unklar.

Manch einer kommt mit einem scheinbar klaren Anliegen, beispielsweise zusammengefasst in der Aussage: „Ich will meinem Beruf besser gerecht werden." Was aber heißt „besser", und was heißt „gerecht werden" für diese Person? Das Thema hinter dem Thema ist oftmals ein anderes. Das Ziel muss noch gefunden und formuliert werden. In Veränderungsprozessen und um unserer (Un-)Zufriedenheit auf die Spur zu kommen bewegen wir uns stetig zwischen aktuellem Standort und Zielklärung: „Was ist los?" und „Wo will ich hin?".

Beginnen Sie mit einer Standortanalyse und erfassen Sie Ihre aktuelle Lebenssituation. Ungeachtet dessen, ob eine kleine oder größere Veränderung in Ihrem Leben ansteht, betrachten Sie zu Beginn Ihre persönliche und berufliche Ausgangslage. Den meisten Menschen fällt es in der Regel leichter zu sagen, was sie derzeit stört und was sie nicht mehr mögen, als schon ihre Wünsche für die Zukunft zu formulieren. Welche Faktoren tragen zu Ihrer Unzufriedenheit bei? Welche Umstände, Ereignisse, Personen, Erlebnisse, Emotionen, Gedanken, Verhaltensweisen, Themen und Zustände? Eine innere und äußere Standortbestimmung ist wichtig, um den Hebel der Veränderung an der richtigen Stelle anzusetzen. Die Faktoren, die zu Unzufriedenheit führen können, sind vielfältig. Passen die äußeren Umstände noch zu Ihrem inneren Wandel und Ihrer persönlichen Entwicklung? Wir durchlaufen stetig Lebenszyklen der Veränderung (Levin, 1982), die eine Anpassung erfordern. Fragen Sie sich, was Ihnen zurzeit fehlt oder was Ihnen in Ihrem Leben zu viel geworden ist. Passen die Menschen oder die Beziehungen, mit denen Sie sich umgeben, noch gut zu Ihnen? Ist es das Arbeitsumfeld, das Ihnen nicht mehr behagt? Oder liegen die Gründe eher in Ihrer Person und in Ihrem eigenen Verhalten? Oder sind es die Arbeitsinhalte, die Ihnen zu schaffen machen? Spüren Sie die störenden Faktoren auf, die Sie verändern möchten. Schreiben Sie zunächst alles auf, was Ihnen einfällt.

Nutzen Sie dabei gerne folgende Satzanfänge: „Ich mag nicht mehr …", „Ich will nicht mehr …", „Mich stört, dass …" oder auch „Ich fühle …".

Vielleicht können Ihnen auch das Fallbeispiel und die folgende Anregung zur Selbstreflexion bei Ihrer möglichst differenzierten Aufstellung der Störfaktoren helfen:

BEISPIEL

Herr Clemens L., ein junger Mann Anfang 30, kam zu mir ins Coaching, um sich beruflich neu zu orientieren. Er berichtete, dass er ein Pharmaziestudium abgeschlossen und zwei Jahre in einer Apotheke in seiner Heimatstadt gearbeitet hatte. Zwischenzeitlich hatten er und seine Frau ein Kind bekommen. Er war auf der Suche nach beruflichen Alternativen und meinte: „Dieser Beruf ist wohl nicht das Richtige für mich. Ich überlege, ob ich ein Jurastudium beginnen sollte." Er nutzte die Möglichkeit, durch die Elternzeit das bisherige berufliche Umfeld zu verlassen. Danach wollte er auf keinen Fall wieder in seinen alten Beruf zurück. Was störte Herrn L. an seinem Arbeitsplatz so sehr, dass er einen Wechsel in Erwägung zog? Ich stellte ihm Fragen zu seiner vorherigen Arbeitsstelle und erfuhr, dass er dort schlechte Erfahrungen mit seinem Chef gemacht hatte. Dieser führte sich als Despot auf und ließ Herrn L. überwiegend Hilfsarbeiten im Hintergrund erledigen, der dadurch kaum Möglichkeiten erhielt, seine Kompetenzen als Apotheker einzubringen. Im Coachingprozess wurde deutlich, dass Herr L. an diesem Arbeitsplatz vollkommen unterfordert war. Er zweifelte an seinem Beruf als Apotheker und an seinen Potenzialen. Und er sah keine Möglichkeit, in den Dialog mit seinem Chef zu treten und für Klärung zu sorgen. Herr L. ließ sowohl Traurigkeit als auch seinen Ärger über das zurückliegende Arbeitsverhältnis mit seinem Chef zu und kam in Kontakt mit seinen Verletzungen. Er erkannte seine damalige Unfähigkeit, seinen Chef mit dessen destruktivem Verhalten zu konfrontieren und damit gut für sich zu sorgen. Dadurch schob er das geplante Jurastudium weiter in den Hintergrund. Er begriff nach und nach, dass er durchaus selbst etwas verändern könnte und nicht alle beruflichen Weichen auf neu stellen müsste. Er konnte sich vorstellen, die Tätigkeit als Apotheker zukünftig weiterhin auszuüben – an einem neuen Arbeitsplatz. Im weiteren Coaching positionierte Herr L. sich und gewann Einsicht in seine Stärken und latenten Talente. Er übte sich im Konfrontieren und im Äußern eigener Wünsche. Abschließend formulierte er seine Anforderungen an eine neue Arbeitsstelle als Apotheker und welche Voraussetzungen dort für ihn vorliegen müssten.

In diesem Beispiel liegen die Störfaktoren nicht im inhaltlichen Bereich der Arbeit, also an einem „falsch" gewählten Studium und Beruf. Natürlich könnte ein Zweitstudium auch die Lösung für ein Problem sein, weil wir uns im ersten Anlauf mit unserer Berufswahl geirrt haben. Herr L. hätte sich mit einem zweiten Studium jedoch den Konflikten an seinem ersten Arbeitsplatz unterworfen. Es war nicht der Job als Apotheker, der ihm nicht gefiel, es waren die Vorkommnisse am Arbeitsplatz, die ihm die Freude an der Tätigkeit geraubt hatten. Der Beginn eines Zweitstudiums wäre also einer Flucht gleichgekommen.

Im Coaching erkannte Herr L. das angespannte Verhältnis zwischen ihm und seinem ehemaligen Chef als seinen Störfaktor und konnte an den geeigneten Stellen nach Lösungen suchen.

Menschen kommen in der Regel nicht zu mir, weil sie Lust haben, sich zu optimieren, sondern weil sie Leidensdruck empfinden. Möglicherweise ist Ihnen bereits bewusst, was Sie im Augenblick am meisten in Ihrem Leben unzufrieden macht. Nicht selten versteckt sich unter dem vordergründigen aber auch noch ein weiteres, darunterliegendes Thema. Schauen Sie also auf Ihre derzeitige berufliche und/oder private Situation und finden Sie heraus, um was es Ihnen genau geht und an welchen Punkten eine Veränderung stattfinden soll. Die folgende Anregung zur Selbstreflexion unterstützt Sie dabei, zunächst Ihre Störfaktoren zu benennen:

Anregung zur Selbstreflexion 2

Störfaktoren aufspüren

Was mich zurzeit am meisten in meinem Leben „stört", was mir am meisten fehlt, mich am meisten unzufrieden sein lässt, hat zu tun mit

- ☐ fehlender Sicherheit
- ☐ fehlender Sinnhaftigkeit
- ☐ den Inhalten der Arbeit
- ☐ an der Arbeit selbst
- ☐ persönlichen Ereignissen
- ☐ der Menge der Arbeit
- ☐ dem Verhältnis zu Freunden
- ☐ dem Verhältnis zu Familienmitgliedern
- ☐ dem Verhältnis zu Kollegen
- ☐ dem Verhältnis zu den Vorgesetzten
- ☐ den veränderten eigenen Ansprüchen
- ☐ den veränderten Ansprüchen anderer
- ☐ fehlendem Ausgleich
- ☐ fehlender Anerkennung
- ☐ meinem gesundheitlichen Zustand
- ☐ fehlender Struktur Zuhause
- ☐ fehlender Struktur am Arbeitsplatz
- ☐ Konflikten am Arbeitsplatz
- ☐ Konflikten Zuhause
- ☐ der Art des Arbeitsplatzes
- ☐ der Bezahlung
- ☐ dem Wohnort

- ☐ den Arbeitszeiten
- ☐ Unterforderung
- ☐ Überforderung
- ☐ ethischen Prinzipien
- ☐ meinem ...

____

- ☐ meiner ...

____

- ☐ mit innerer ...

____

Sind Ihre inneren und/oder äußeren Störfaktoren identifiziert, finden Sie leichter Antworten darauf, wie sich Ihre aktuelle Situation verbessern lässt. Was Sie als Quelle Ihrer Unzufriedenheit herausgefunden haben, entscheidet mit darüber, in welche Richtung Sie zukünftig gehen und welcher Lösungsweg der für Sie passende ist. Geht es für Sie um den Weg „weg von" etwas oder eher „hin zu" etwas?

Nehmen wir an, Sie haben in der vorigen Übung die Störfaktoren „an der Arbeit selbst", „fehlende Sinnhaftigkeit" und „Inhalte der Arbeit" angekreuzt. Wenn das Herzstück der Arbeit betroffen und auch die Sinnhaftigkeit verloren gegangen ist, können uns in der Regel auch die positiven Rahmenbedingungen nicht mehr an diesem Arbeitsplatz halten.

Äußerer Wandel

Wenn Sie „Unterforderung" als Störfaktor angekreuzt haben, kann es sein, dass Sie sich im Lauf der Zeit fachlich und persönlich weiterentwickelt haben und dass für Sie vielleicht ein „Upgrade" bzw. Wechsel der Funktion oder des Tätigkeitsfelds innerhalb der Firma angebracht ist (sofern diese Möglichkeit im Unternehmen besteht). Vielleicht ist beim Aufspüren der Störfaktoren auch herausgekommen, dass Sie zurück an Ihren Heimatort ziehen müssten, um Ihren inneren Frieden zu finden. Ebenso kann es sein, dass Ihre Unzufriedenheit sich aus Ihrem Privatleben ergibt und dass Sie diese Unruhe in den Beruf tragen und deshalb glauben, den Job wechseln zu müssen – anstatt den Partner.

Innerer Wandel

Es ist nicht immer zwingend notwendig, sich eine neue Stelle, neue Arbeitskollegen oder einen neuen Partner zu suchen. Gleichgültig, wohin es Sie verschlägt – Sie nehmen sich ja immer selbst mit, mit denselben Einstellungen und Problemen. Potenzialentwicklung bedeutet daher, dass Sie auch auf Ihre eigenen inneren Einstellungen schauen und diese verändern. Wiederkehrende Probleme im Leben deuten auf Grundmuster hin, denen wir unbewusst folgen und die wir beständig wiederholen. Die Arbeit diente Ihnen bisher vielleicht als „kleine Ersatzfamilie", mit der Sie Erwartungen verbunden haben, die keine Arbeitsstelle erfüllen kann. Erkennen Sie dieses Grundmuster, haben Sie die Chance, es aufzulösen und für sich neue und stimmige Gedanken, Gefühle und Verhaltensweisen zu entwickeln.

Äußerer *und* innerer Wandel

Eine weitere Möglichkeit besteht darin, kleinere Kurskorrekturen vornehmen. Suchen Sie zum Beispiel das Gespräch mit dem Chef oder der Kollegin, wenn Sie zwar in Ihrem alten Betrieb bleiben möchten, sich aber als Bedingung dafür der Umgang zwischen Ihnen und den Kollegen ändern müsste. Potenzialentwicklung heißt dann, den Mut zu fassen, um Ihrem Ärger und Ihrem Wunsch Ausdruck zu verleihen. Weil Sie das bisher nicht getan haben, erscheint es Ihnen zunächst ungewohnt. Üben Sie es gern zuvor mit einer Freundin oder einem guten Freund, bei dem Sie die Erfahrung machen und „überprüfen" können, dass er oder sie auch weiterhin zu Ihnen hält, nachdem Sie Kritik und Wünsche geäußert haben. Falls sich die Konflikte für Sie allerdings als zu belastend darstellen und Sie beispielsweise schon mit einem Tinnitus zur Arbeit gehen, falls Sie festgestellt haben, dass Ihr Chef ein Despot ist, dann sollten Sie sich erlauben zu gehen. So wie Clemens L. im obigen Beispiel. Auch das ist Potenzialentwicklung, weil Sie Ihre Ressourcen aktivieren, sich wichtig nehmen und fürsorglich mit sich und Ihrem Leben umgehen.

Falls es Ihnen gelingt, Ihrer Unzufriedenheit auf die Spur zu kommen, sind Sie bereits einen Schritt weiter in Richtung Potenzialentwicklung. Potenziale zu entdecken und zu entfalten beinhaltet, sich sowohl mit der eigenen Person auseinanderzusetzen als auch mit der Welt, die einen umgibt.

Auch mithilfe der sogenannten Feenfrage (oft auch als Wunderfrage bezeichnet) können Sie die Scheinwerfer auf Ihre aktuelle Lebenssituation richten.

Anregung zur Selbstreflexion 3

Angenommen, Ihre Ziele wären erreicht …

Die Feenfrage ermöglicht es Ihnen, in Distanz zu gehen zu inneren Verboten und Wenn-XY-nicht-wäre- und Ja-aber-Argumenten. Vorbehalte und Einwände, die ursprünglich zur eigenen Beschränkung dienten, werden kurzzeitig außer Kraft gesetzt:

„Mal angenommen, es gäbe Feen und Zauberwesen und wir glaubten an diese. Eine solche Fee besucht Sie nun eines Nachts an Ihrem Bett und flüstert Ihnen zu, dass sie Ihnen Ihre Wünsche hinsichtlich eines zufriedenen Lebens erfüllen könnte. Am nächsten Morgen würden Sie aufwachen, und Ihr Leben sähe so aus, wie es Ihnen entspricht! Die Fee stellt Ihnen allerdings eine Bedingung: Sie sollen ihr genau sagen, was Sie ab morgen gerne hätten und wie Ihr Leben zukünftig aussehen soll. Wenn Sie genau formulieren, was morgen früh anders in Ihrem Leben sein soll, dann wird sie es Ihnen genau so gestalten. Was würden Sie sich von der Fee wünschen?“

____

____

____

____

____

BEISPIEL

Christa B., eine Geschäftsfrau Anfang 50, hatte einen Trainervertrag mit einer Beratungsfirma gehabt, die sie einige Jahre mit wiederkehrenden und großen Trainingsaufträgen versorgt und damit ihren Lebensunterhalt gesichert hatte. Dieser Vertrag war nun aber durch die Firma beendet worden. Frau B. hatte kaum weitere Auftraggeber. Sie antwortete spontan auf meine Feenfrage und darauf, was nach einem erfolgreichen Coaching anders in ihrem Leben sein sollte: „Dann werde ich nicht mehr grübeln und wissen, wie es beruflich für mich weitergeht.“ Ich bat sie daraufhin, ihre Aussage zu überdenken und zu überlegen, was das Gegenteil von „nicht mehr grübeln“ für sie wäre. „Na, dann bin ich zufrieden und ruhe in mir. Ich werde zufrieden sein, mir die Zeit zum Abschied nehmen und meine nächsten beruflichen Schritte kennen.“ Durch dieses Entwicklungsziel wurden Frau B.s Störfaktoren deutlich. Sie machte sich viele Gedanken über die Gründe, warum sie keine Trainingsaufträge mehr erhielt. Sie glaubte, dass es an ihrer mangelnden Kompetenz läge und sie den Ansprüchen der Beratungsfirma nicht mehr genügt hätte, obwohl sie die wahren Gründe nicht kannte. Ihre inneren Überzeugungen und die selbst angenommene mangelnde Kompetenz bescherten ihr starke Selbstzweifel.

Wir definierten in weiteren Schritten zunächst ihr Verständnis von Zufriedenheit. „Was lässt Sie zufrieden sein?", fragte ich sie. Die Frage ist wichtig. Menschen werden im Coaching aufgefordert, sich mit einzelnen Worten, die sie genannt haben, auseinanderzusetzen: Was heißt Erfolg/Mut/Zufriedenheit etc. für mich? Ein wichtiger Vorgang bei der Suche nach latenten Talenten und Sabotageaktionen. Christa B. verband mit Zufriedenheit die Gewissheit, beruflich alles erdenklich Mögliche getan zu haben, die Kunden zufriedenzustellen und die Trainings optimal durchzuführen. Sie hing noch in alten Berufsbezügen fest, die sie glauben ließen, nicht gut genug gewesen zu sein. Zeitgleich machte sie dies als ausschlaggebenden Grund für die fehlenden weiteren Aufträge durch die Beratungsfirma verantwortlich. Sie war der Meinung, um in sich ruhen und zufrieden sein zu können, brauche sie eine Erklärung der Beratungsfirma. Ich lud Frau B. ein, mir etwas über ihre Zufriedenheit in der Tätigkeit als Trainerin zu erzählen. Nach und nach offenbarte sich, dass sie selbst in letzter Zeit wenig Freude an ihrer Arbeit verspürt hatte. Ihr unterliefen Fehler, sie kam häufig zu spät, und das Thema Zeitmanagement, für das sie zuständig war, langweilte sie inzwischen eigentlich. „Wenn ich jetzt so darüber erzähle, merke ich, wie wenig Lust ich eigentlich noch auf diese Arbeit habe, und ich glaube, ich kann verstehen, wieso ich in diesem Segment immer weniger eingesetzt werde." Es ging also nicht mehr darum, ob Frau B. gut genug war. Es ging darum, zu erkennen, dass eine berufliche Veränderung anstand und sie die alten Themen nicht mehr bedienen wollte. Frau B. traf schließlich die Entscheidung, dass sie in diesem Feld nicht weiterarbeiten wolle. Zwischen unseren Coachingterminen führte sie ein Gespräch mit der Beratungsfirma, in dem sie gemeinsam ihre ursprünglichen Einsätze reflektierten und Einsatzmöglichkeiten zu anderen Themen als Zeitmanagement überlegten.

Frau B. nahm Abschied von ihrem bisherigen Einsatzgebiet und handelte neue Beratungsverträge aus, die zu ihrer Zufriedenheit mit sich selbst beitrugen. Sie war ihrem Wesenskern gefolgt, der ihr eine neue innere Ausrichtung angezeigt hatte und wodurch sie nun in sich selbst ruhen konnte.

2.2 Sich in Achtsamkeit üben

Kennen Sie das: Jemand fragt Sie, wie es Ihnen geht, und Sie ringen lange um eine Antwort. Zumindest dann, wenn Sie ernsthaft gefragt werden und Sie auch wahrheitsgemäß antworten möchten – und nicht mit der oberflächlichen Floskel „Danke, gut!", obwohl Sie sich vielleicht nicht gut fühlen.

Heutzutage haben wir kaum noch Zeit, um zu spüren, wie es uns geht. Menschen rennen durch Zeit und Raum, sind gestresst und verlieren sich und ihre Bedürfnisse aus den Augen. Banalitäten werden zu fatalen „Aufregern". In Geschäften an der Kasse darf ich beispielsweise regelmäßig Auseinandersetzungen zwischen Kunden beobachten, die sich über zu langsame Abwicklungen oder über zu lange Warteschlangen in Supermärkten aufregen. Es geht ihnen alles nicht schnell genug. Die Aufmerksamkeit wird von sich selbst weg und hin zum anderen verlegt. Man nutzt die Zeit des Wartens nicht für sich und achtet nicht auf seine Bedürfnisse, sondern beschäftigt sich mit banaler und ineffektiver Kritik an anderen. Die Warteschlange an einer Kasse wird dadurch nicht kürzer. Wenn es um so etwas Wichtiges wie um unser Leben und unsere Talente geht, benötigen wir jedoch eine auf uns gerichtete Aufmerksamkeit. Sie entdecken Ihre Potenziale und Ihre Lebensziele durch die Pflege Ihrer Aufmerksamkeit und durch Achtsamkeit im Hier und Jetzt.

Mit *Aufmerksamkeit* ist ein eher nach außen gerichtetes Beobachten gemeint. Wir können unserer Aufmerksamkeit sowohl zielgerichtet und bewusst als auch unbewusst folgen. Zum Beispiel lausche ich bewusst und aufmerksam den Worten meiner Ausbilderin oder aber werde unbewusst mit meiner Aufmerksamkeit immer wieder zu dem Vogelgezwitscher draußen vor dem Fenster geführt. In Achtsamkeitsübungen richten wir unsere Aufmerksamkeit zu Beginn zielgerichtet auf unsere Atmung und unsere Sitzhaltung. Mit einer darauffolgenden *Achtsamkeit* ist eine umfassende nach innen gerichtete Wahrnehmung gemeint, die uns in Verbindung mit unseren Körperempfindungen, unserem Fühlen und Denken bringt. Es ist eine absichtslose und akzeptierende Haltung, in der wir annehmen, was in uns entsteht. Höhen und Tiefen, Bilder, die auftauchen, Gedanken, die abschweifen.

„Die wirkliche Entdeckungsreise besteht nicht darin, neue Landschaften zu erforschen, sondern darin, mit neuen Augen zu sehen.“ (Marcel Proust)

Wenn Sie aufmerksam sind für Ihre Gefühle und Körperempfindungen, können Sie sie als wichtige Informationsquelle nutzen und herausfinden, was für Sie richtig und falsch ist, was Ihnen buchstäblich Bauchschmerzen bereitet oder schwer auf Ihren Schultern lastet.

Jon Kabat-Zinn hat Ende der 70er-Jahre in den USA mit dem MBSR-Programm ein Training mit meditativen Übungen in Ruhe und Bewegung entwickelt. Die Abkürzung MBSR steht für **M**indfulness-**B**ased **S**tress **R**eduction und meint Stressreduktion durch Achtsamkeit. Der Autor spricht von „ur-menschlichen Ressourcen, die in der Tiefe unseres Wesens verborgen sind wie ein unterirdisches Gewässer oder ein Mineralvorkommen, das im Felsgestein des Planeten eingeschlossen liegt. Wir können uns diese Ressourcen erschließen und nutzbar machen, Ressourcen, die uns erlauben, unser Leben zu transformieren“ (Kabat-Zinn 2013, S. 19).

Auf der Homepage des deutschen MBSR-MBCT-Verbands finden Sie eine Beschreibung von MBSR. Dort heißt es:

> „MBSR bietet praktische Übungen im Umgang mit Stress, schmerzhaften Emotionen, körperlichen Schmerzen oder schwierigen Kommunikationssituationen. Die Wirksamkeit für eine ganze Reihe von körperlichen und psychischen Faktoren ist sehr gut untersucht und vielfach bestätigt. Es sinkt meist der Blutdruck und die Erregung des vegetativen Nervensystems, es stellt sich eine größere Gelassenheit ein und eine Beruhigung von Körper und Geist. Sie können Einfluss nehmen auf den eigenen Zustand.
>
> Zahlreiche internationale Studien belegen die gesundheitsfördernde, stressreduzierende und die Lebensqualität steigernde Wirkung von MBSR. Die Methode wird weltweit im Gesundheitsbereich, in pädagogischen und sozialen Einrichtungen ebenso wie in Unternehmen erfolgreich angewendet.
>
> MBSR ist geeignet für alle Menschen, die nach effektiven Möglichkeiten der Stressbewältigung in ihrem täglichen Leben suchen."
>
> (Quelle: ↗ https://www.mbsr-verband.de/mbsr-mbct/mbsr.html)

Achtsamkeitsübungen sind keine Entspannungsübungen. Achtsamkeit meint eine Haltung der Akzeptanz für das, was ist. Sie gelangen dadurch in eine offene Grundhaltung, aus der heraus Sie den gegenwärtigen Moment bewusst erfassen. Durch die erhöhte Achtsamkeit für sich selbst werden Sie sensibler für Ihre aktuelle innere Situation. Achtsamkeit bedeutet sich einzulassen auf den Moment. Termindruck, taktlose Kollegen oder Kopfschmerzen – man kann lernen, diese Dinge so sein zu lassen, wie sie sind, sodass sie z. B. unsere Entscheidungen nicht negativ beeinflussen. Sie gewinnen dadurch Klarheit und Einsichten in Ihre individuelle Ausgangslage.

BEISPIEL

In meinen Weiterbildungen berichten die Teilnehmenden zu Beginn, was sich seit dem letzten Zusammentreffen ereignet hat und wie es ihnen aktuell geht. Vor diesen Eröffnungsrunden biete ich manchmal eine Achtsamkeitsübung an. Die Teilnehmenden kommen nach einer langen oder anstrengenden Anfahrt und aus ihrem Alltagsgeschehen zur Ruhe und in Kontakt mit ihrem inneren Erleben. In einer dieser Gruppen schilderte eine Teilnehmerin nach einer Achtsamkeitsübung, dass sie ihren Ärger erst durch die nach innen gerichtete Aufmerksamkeit gespürt habe. Eigentlich hatte sie vorgehabt, in der Anfangsrunde freudig von ihrem letzten Wochenende und der zurückliegenden Familienfeier zu erzählen. Durch die Besinnung im Hier und Jetzt kam sie jedoch mit ihren Gefühlen in Berührung. „Mein Bauch hat sich während der Achtsamkeitsübung hart und verkrampft angefühlt. Dabei entstanden dann plötzlich Bil-

der des letzten Wochenendes mit meiner Schwiegermutter. In der Anleitung verschwanden diese zwar kurzzeitig, kehrten aber immer wieder zurück." Sie erzählte, dass die Mutter ihres Mannes ihr während der Familienfeier zum wiederholten Male zu verstehen gegeben habe, dass sie nicht mit der Berufstätigkeit der Schwiegertochter einverstanden sei. Als Mutter von drei kleinen Kindern könne man doch nicht arbeiten gehen und dann auch noch eine Ausbildung beginnen! Die Schwiegermutter habe sie auch an diesem Wochenende, wie in der Vergangenheit schon so häufig, zu unproduktiven „Familienspielen" eingeladen. Durch die Achtsamkeitsübung nahm sie eine absichtslose Haltung ein und lernte, ihre Körperempfindungen und die Inhalte ihrer Gedanken zu benennen.

Unser Geist ist ständig damit beschäftigt, auf innere und äußere Erfahrungen zu reagieren und Urteile zu fällen. Im Sinne der Achtsamkeit geht es nicht darum, diese Urteilsfähigkeit abzulegen, sondern diese zu erkennen und einen Beobachterposten einzunehmen. Richten Sie Ihre Aufmerksamkeit in Ihrem Alltag, so oft es für Sie passt, auf Ihre Körperempfindungen, Gedanken und Gefühle. Begeben Sie sich auf eine innere Standortreise. Nehmen Sie dabei innerlich keine bewertende Haltung ein, sondern denken Sie sich: „Hey, so ist das also gerade bei mir."

Die folgende Übung ist eine Kurzversion des *Bodyscans* im Sitzen, die ca. 15–20 Minuten lang dauert. Als Leser dieses Buches können Sie sich die folgenden Zeilen absatzweise vorlesen lassen, oder Sie besprechen selbst ein mobiles Gerät mit diesen Sätzen und hören sich Ihre Aufzeichnung danach an. Wie auch bei einem Hörbuch lehnen Sie sich dann entspannt zurück. (Bei dieser Körperreise wähle ich für Sie die direkte Du-Form als Anrede.)

Anregung zur Selbstreflexion 4

Innere Standortreise

(Inspiriert durch Lehrhaupt & Meibert 2011)

Achte bitte darauf, dass du bequem sitzt und deine Arme bequem auf deinen Oberschenkeln liegen. Wenn du magst, schließe die Augen. Oder fixiere mit deinen Augen einen Punkt auf dem Boden, der dir Ruhe gibt. Verbinde deine Aufmerksamkeit nun mit deiner Atmung. Beginne, tief ein- und auszuatmen. Beobachte deinen Atem und wie sich deine Bauchdecke dabei ganz von selbst hebt und senkt. Einfach beobachten und mehrere Male ein- und ausatmen. Nimm dir nun die Zeit, deinen ganzen Körper wahrzunehmen.

Beginne mit deinen **Füßen**. Fühle, wie sie den Boden berühren. Gehe mit deiner Aufmerksamkeit zu den Fersen, zu den Fußsohlen, zu den Zehen. Nimm bewusst deine Füße wahr.

Wie ist es gerade in diesem Augenblick für dich? Nimm alle Empfindungen wahr und lasse sie dann gleich wieder los. Sobald deine Gedanken abschweifen, nehme dies zur Kenntnis und komme mit deiner Aufmerksamkeit wieder zurück zu den Füßen ... *(kurze Pause)*

Gehe nun mit deiner Aufmerksamkeit zu jeder deiner **Waden** und nacheinander einzeln zu deinen **Schienbeinen**. Spüre in deine Waden und vorn in beide Schienbeine hinein. Nimm bewusst deine Unterschenkel wahr.

Wie ist es gerade in diesem Augenblick für dich? Nimm alle Empfindungen wahr und lasse sie dann gleich wieder los ... *(kurze Pause)*

Wandere nun mit deiner Aufmerksamkeit zu deinen **Knien** und zu deinen **Oberschenkeln** und fühle, wo die Oberschenkel den Stuhl berühren. Nimm bewusst deine Oberschenkel wahr. Beobachte deinen Atem, wie du ein- und ausatmest und wie sich deine Bauchdecke dabei ganz von selbst hebt und senkt.

Wie ist es gerade in diesem Augenblick für dich? Nimm alle Empfindungen wahr und lasse sie dann gleich wieder los ... *(kurze Pause)*

Wandere dann mit deiner Konzentration zu deinem **Bauch**. Atme tief in den Bauch hinein und spüre, wie sich deine Bauchdecke beim Atmen hebt und senkt.

Wie ist es gerade in diesem Augenblick für dich? Nimm alle Empfindungen wahr und lasse sie dann gleich wieder los ... *(kurze Pause)*

Spüre jetzt, wie dein *unterer* **Rücken** am Stuhl anliegt. Sind die unteren Rückenmuskeln entspannt? Wandere hoch zu deinem *oberen* Rücken. Hängen die Schultern locker nach unten? Nimm bewusst deinen Rücken wahr.

Wie ist es gerade in diesem Augenblick für dich? Nimm alle Empfindungen wahr und lasse sie dann gleich wieder los. Falls deine Gedanken abschweifen, nehme dies zur Kenntnis und komme mit deiner Aufmerksamkeit wieder zurück zu deinem Rücken ... *(kurze Pause)*

Spüre danach in deine **Arme** hinein. Nimm wahr, an welchen Stellen deine Arme aufliegen, und gehe mit deiner Aufmerksamkeit zu deinen beiden Oberarmen, zu deinen Ellenbogen, den Unterarmen und bis zu deinen Fingern.

Wie ist es gerade in diesem Augenblick für dich? Nimm alle Empfindungen wahr und lasse sie dann gleich wieder los ... *(kurze Pause)*

Nun wandere mit deiner Aufmerksamkeit zu deinem **Gesicht**. Entspanne die Gesichtsmuskeln, achte darauf, dass der Unterkiefer locker ist und die Augenlider ganz locker aufeinanderliegen.

Wie ist es gerade in diesem Augenblick für dich? Nimm alle Empfindungen wahr und lasse sie dann gleich wieder los ... *(kurze Pause)*

Bereite dich nun darauf vor, die Übung abzuschließen. Mit einer der nächsten Ausatmungen öffnest du die Augen wieder. Nimm einige tiefe Atemzüge und strecke und räkele dich.

* * *

Konnten Sie sich auf die Achtsamkeitsübung einlassen und spüren, wie sich Ihr Körper-Geist-System entspannt? Was und wie wir etwas erleben, beeinflusst unseren Atem. Wenn sich Ihr Atem ausreichend Raum nehmen kann, wirkt sich das auf Ihr Erleben, auf Ihr Denken, Fühlen und Handeln aus. Beschreiben Sie Ihre Empfindungen während der Reise durch den ganzen Körper. Angenehmes und Unangenehmes finden gleichermaßen Beachtung.

Wie beantworten Sie nach dieser Übung die Frage, wie es Ihnen zurzeit geht?

Was haben Sie über sich herausgefunden?

____

____

____

____

____

2.3 Gefühle und Ersatzgefühle unterscheiden

Stellen Sie sich einmal vor, Sie nehmen eine Art inneren Beobachterposten ein und lauschen aufmerksam Ihren Gefühlen und Wahrnehmungen – wie ein Förster, der von seinem Hochsitz aus die Tiere des Waldes betrachtet. Und dann fragen Sie sich: Sind die Gefühle, die in mir aufkommen, immer „passend" zu dem, was ich wahrnehme? Sie könnten jetzt natürlich erwidern: „Wieso soll ich meine Gefühle und Körperempfindungen anzweifeln, wenn ich in der letzten Übung doch dazu eingeladen wurde, in Kontakt mit den eigenen Gefühlen zu gehen, um dadurch verborgene Potenziale (Gefühle) zu entdecken?" – Bei der Empfehlung, die Aufmerksamkeit auf Ihre Gefühle und Ihre Körperempfindungen zu richten, bleibe ich, doch möchte ich sie noch ergänzen. Wir kommen unserer (Un-)Zufriedenheit auf die Spur, indem wir uns in Achtsamkeit üben. Das heißt jedoch *nicht,* dass wir unsere aufkommenden Gefühle über alles und somit auch über das Denken stellen, sondern dass wir unsere Gemütsbewegungen hinsichtlich ihrer Herkunft, Entstehung und Funktionalität erforschen. Denn auch in unseren Gefühlen können wir uns täuschen.

Ist beispielsweise mein Ärger über die Nachbarin, die mich seit Kurzem nicht mehr grüßt, ein aktuelles und stimmiges Gefühl, was zu der Situation passt? Oder aktiviere ich gerade unreflektiert ein altes, in früheren Zeiten aufgrund von Missachtung meiner Person (z. B. durch einen Lehrer, die Eltern oder einen Schulfreund) entstandenes Gefühl?

Ohne Gefühle sind wir nichts. Doch der Umgang mit ihnen muss geübt werden.

Das Gehirn verknüpft Umweltreize automatisch mit einer körperlichen Reaktion (und Gefühle offenbaren sich letztendlich über diese physischen „Symptome"). Stellen Sie sich beispielsweise vor, Sie stehen einem großen, frei laufenden und bellenden Hund gegenüber. In mir zumindest würde er Angst auslösen, die sich etwa durch Herzklopfen, schweißnasse Hände und ein Kribbeln im Bauch bemerkbar macht. Körperempfindungen sind also mit unseren Gefühlen, aber auch mit unseren Erinnerungen an zurückliegende Ereignisse in unserem Leben verbunden. Denn auch in unserer Vergangenheit wurden Gefühle (und die dazugehörigen Körperempfindungen) mit bestimmten Ereignissen verknüpft – und gespeichert. Unser Erfahrungs- und Körpergedächtnis ist angereichert. Als fünfjähriges Kind biss mir ein wütender Hund ins Gesicht. Diese Erfahrung ist in mir gespeichert, und in mir findet in jeder ähnlich bedrohlichen Situation ein innerer Bewertungsprozess statt. Danach entscheidet sich bewusst oder unbewusst mein jeweiliges Verhalten. Ähnlich entsteht auch Intuition. „Ich sollte auf meine Intuition hören" oder „Das entscheide ich am besten intuitiv" sagen Menschen gerne, die vor und in Entscheidungsprozessen stehen, weil der Intuition nachgesagt wird, dass sie eine gute Ratgeberin sei. Zum Teil mag es stimmen, dass wir auf unser „Bauchgefühl" hören sollten, denn wir achten und nutzen dadurch unsere bisherigen Erfahrungen. Zum Teil kann die Intuition uns allerdings auch in die Irre führen. Betrachten wir die Dynamik aus Wahrnehmung, Interpretation, Gefühl und Handlung etwas genauer, stellen wir fest, dass Gedanken und Gefühle auch trügen können. Da Gefühle auch mit zurückliegenden Erfahrungen in Zusammenhang stehen können, aktivieren wir häufig in aktuellen Situationen „alte Gefühle", obwohl sie manchmal nicht zur Situation passen. Kurz gesagt: Nicht jeder bellende Hund wird mich heute anfallen und beißen wollen.

Ein anderes fiktives Beispiel: Ein Mann, nennen wir ihn Peter, befindet sich in Erziehungszeit mit seinem ersten Kind. Voller Vorfreude berichtet er seiner Partnerin von seinen zukünftigen beruflichen Plänen. Während er erzählt, runzelt seine Frau die Stirn und zieht die rechte Augenbraue hoch. Er wird daraufhin sofort ärgerlich und meint laut: „Nun mach doch nicht gleich wieder so ein angewidertes Gesicht! Es passt dir wohl nicht, dass ich bald wieder ein Jobangebot annehmen möchte." Dann verlässt er aufgebracht den Raum und lässt seine Partnerin allein zurück.

Was ist passiert?

1. Peter hat das Hochgehen der rechten Augenbraue und das Stirnrunzeln seines Gegenübers wahrgenommen.
2. Peter deutet diesen Gesichtsausdruck als Missbilligung, als Ablehnung jenes Planes, wieder in sein Arbeitsverhältnis einzusteigen.
3. Peter ist enttäuscht und empfindet Ärger.
4. Er sendet ärgerliche beleidigende Du-Botschaften an sein Gegenüber und verlässt während des Streitgesprächs den Raum.

Peters Reaktion ist das Ergebnis der Verschmelzung folgender drei inneren Vorgänge: Wahrnehmung, Interpretation und Gefühl. Vergleichen Sie dazu das folgende Schaubild (Abbildung 2.1):

Wahrnehmen

(... etwas mit unseren Sinnen aufnehmen:
sehen, hören, schmecken, riechen, tasten)

↓

Interpretieren

(... das Wahrgenommene mit einer
Bedeutung / Deutung versehen)

↓

Fühlen

(... auf das Wahrgenommene und Interpretierte
mit einem Gefühl reagieren)

↓

Handeln

(... auf das Wahrgenommene, das mit einer Deutung versehen
wurde und daraufhin ein bestimmtes Gefühl ausgelöst hat,
mit einer Handlung / unterlassenen Handlung antworten)

Abbildung 2.1: Wahrnehmen, interpretieren, fühlen, handeln – Wege einer gelingenden Kommunikation

Peter könnte Klarheit über diesen inneren Prozess gewinnen, indem er seinen unbewussten Vorgängen nachspürt und seine Wahrnehmung verbalisiert. Indem er sich fragt, ob seine Deutung „richtig" ist, und woher er die Gewissheit nimmt, dass sein Urteil über den Gesichtsausdruck seiner Partnerin objektiv ist. Peters Reaktion könnte dann folgendermaßen lauten: „Ich sehe, dass du die Stirn runzelst. Ich vermute daher, dass dir nicht gefällt, was ich vorhabe. Darum bin ich enttäuscht und traurig, weil ich mir eigentlich Unterstützung von dir erhofft habe." Die Ehefrau erhält dadurch zumindest die Gelegenheit, die Deutung ihres Mannes zu bestätigen, zu widerlegen oder zu korrigieren:

- **Bestätigen:** „Ja, du hast recht! Mir kommen da Bedenken. Ich bin extrem enttäuscht, weil wir eigentlich eine andere Vereinbarung miteinander getroffen hatten."
- **Widerlegen:** „Doch, doch, ich bin einverstanden! Mir fiel nur sofort ein, dass wir dazu unser Auto benötigen und der TÜV doch abgelaufen ist."
- **Korrigieren:** „Oh, mir war gar nicht bewusst, dass ich die Stirn gerunzelt habe. Aber wenn ich darüber nachdenke, fühle ich mich tatsächlich ein wenig von deiner Freude überrannt."

Das wären die verbalen Wege einer gelungenen Kommunikation. Ebenso könnte Peter seinen inneren Wahrnehmungsprozess hinsichtlich seiner Gefühle genauer betrachten und ihm mit Achtsamkeit begegnen. Woher weiß Peter, dass die Gefühle, die in ihm entstehen, der Situation entsprechend angemessen sind? Weshalb ist Peter nicht traurig, sondern ärgerlich? Möglicherweise bezieht sich sein Gefühl auf eine lange zurückliegende Erfahrung, die er mit seiner Schwester gemacht hat und die heute in (ihm) ähnlich erscheinenden Situationen reaktiviert wird. Die Schwester hat früher stets, wenn der kleine Peter Spielvorschläge gemacht hat, mit Gegenargumenten gekontert und ihre eigenen Ideen durchgesetzt. Damals war er traurig in diesen Situationen und hat sich klein und unwichtig gefühlt. Gezeigt hat er jedoch Wut, die widerholt in einem explosiven verbalen Schlagabtausch und in Rangeleien Ausdruck fand.

So ist Wut zu seinem „Lieblingsgefühl" oder, wie Fanita English (1998) sagen würde, zu seinem Ersatzgefühl geworden. Ersatzgefühle sind die Stellvertreter für unterdrückte, verdrängte oder abgespaltene Gefühle, die in der Kindheit nicht erwünscht oder bestraft und abgewertet wurden. Ersatzgefühle erkennen wir daran, dass

- sie nicht in die Situation passen,
- sich unangenehm anfühlen,
- sie meist länger andauern,
- sie eine innere Bestätigung unserer frühen Lebensgrundhaltung beinhalten und
- keine wirkliche Befriedigung einsetzt.

Wenn man als Kind gelernt und immer wieder gehört hat: „Ein Indianer kennt keinen Schmerz“ und die Eltern das Thema Traurigkeit und Schmerz bagatellisiert und weggeredet haben, wird man möglicherweise noch als Erwachsener in entsprechenden Situationen ein Ersatzgefühl statt Traurigkeit in sich aufkommen lassen, beispielsweise Freude („weglächeln“). Ein Kind lernt früh, für welche Gefühle es Anerkennung erntet und welche Gefühle verpönt sind. Ein Ersatzgefühl ist es jedoch nicht, wenn Sie sich heute wie auch damals in entsprechenden Situationen situativ und kurzzeitig dafür entscheiden, zum Beispiel Ihren Ärger zu unterdrücken. Wenn Sie als Kind zu Weihnachten nicht genau die Puppe geschenkt bekommen haben, die Sie sich gewünscht haben, oder heute als Erwachsener nicht genau die Kopfhörer, die auf Ihrer Wunschliste standen, ist es manchmal einfach für alle Beteiligten die bessere strategische Entscheidung, seinen Ärger zurückzuhalten. Dann ist dies eine bewusst gewählte Entscheidung und kein unbewusst reaktiviertes Ersatzgefühl.

Sie unterstützen Ihre persönliche und berufliche Potenzialentwicklung, indem Sie echte Gefühle von Ersatzgefühlen unterscheiden lernen. Ein latentes Talent ist in diesem Sinne Ihr ehemals unterdrücktes Gefühl, das in der Vergangenheit nicht erlaubt war. Das Potenzial, das sich in den im Verborgenen liegenden Gefühlen versteckt hat, gilt es, zutage zu fördern. Gefühle sind so alt wie die Menschheit. Zu unterschiedlichen Zeiten wurde unterschiedlich mit ihnen umgegangen, und sie erfuhren immer wieder unterschiedlich starke Anerkennung.

Das Potenzial, das in genuinen Gefühlen liegt, gilt es, zutage zu fördern.

Das weiße Band – Eine deutsche Kindergeschichte (2009), der oscarprämierte Film von Michael Haneke, der mich sehr in seinen Bann gezogen hat, demonstriert, wie es um das Gefühlsleben der Deutschen vor dem Ersten Weltkrieg stand. Der Film spielt in einem protestantischen Dorf in Norddeutschland und zeigt eindrucksvoll und auf subtile Art die gesamte Gefühlspalette von Kindern und Erwachsenen, die einem gesellschaftlichen Dekret und einer dazugehörigen unterliegenden Grausamkeit folgen. – Ein Paradebeispiel dafür, wie Ersatzgefühle entstehen und genuine, also ursprüngliche und naturgemäße Gefühle unterdrückt werden.

Zum Glück bleiben wir heutzutage von so einer gesellschaftlichen „Verordnung von Gefühlen“ verschont, und wir haben eine größere Freiheit im Umgang mit Gefühlen, obwohl es aktuell immer noch so etwas wie ein No-Go der Gefühle gibt. Sei es im Berufsleben („Zeig der Chefin bloß nicht, wie es dir wirklich geht!“, „Emotionen haben hier nichts zu suchen, wir wollen in dieser Angelegenheit doch sachlich bleiben!“) oder unter Kindern („Ey, bist du ’ne Memme oder was! Stell dich nicht so an!“).

In der Transaktionsanalyse wird von vier Grundgefühlen ausgegangen, die uns Menschen als Anlage mitgegeben sind: Wut, Trauer, Angst und Freude. Diese vier authentischen Gefühle können als stimmig, angemessen, realitätsbezogen, sinnstiftend, bedeutungsvoll und als hilfreich für die Beziehung zu sich und anderen erlebt werden.

In der transanalytischen Literatur werden meistens vier Grundgefühle genannt: Ärger, Angst, Trauer und Freude. Die ersten drei wurden von George Thomson in seinem Artikel „Angst, Zorn und Traurigkeit" (1989) beschrieben. Später ergänzte Johann Schneider (1997) in einem Dreistufenmodell zur Behandlung von Bedürfnissen und Gefühlen diese drei um das Gefühl Freude und die komplexen Gefühle Stolz, Ekel, Neugier, sexuelle Gefühle, Scham und Schuld, die sich aus Grundbedürfnissen und Grundgefühlen zusammensetzen.

Den Grundgefühlen lassen sich jeweils zugehörige Auslöser, eine Zeitperspektive und eine Funktion zuteilen. Werden Sie beispielsweise in der U-Bahn körperlich bedrängt oder bedroht, dann ist Angst ein angemessenes Gefühl. Mit Angst wollen wir eine anstehende Bedrohung abwenden oder bewältigen. Wir suchen Schutz. Wut und Zorn sind kampfbegleitende Gefühle und stehen in Verbindung mit Angreifen, Anpacken und mit einer Bedrohung. Das Gefühl des Zorns oder der Wut geht einher mit dem Bedürfnis, eine Person, eine Sache oder die Umstände verändern zu wollen. Traurigkeit ist verbunden mit Verlusterfahrungen. Wir betrauern den Verlust einer Person oder einer Situation. Wir können unseren Arbeitsplatzverlust betrauern oder den Wechsel des Wohnorts, weil wir unsere Heimat verlassen haben. Ebenso kenne ich aus meiner Arbeit mit Klienten Trauerprozesse, die sich auf das Nachlassen der körperlichen Kräfte oder den Auszug der erwachsen gewordenen Kinder beziehen. Freude empfinden wir, wenn uns etwas gelungen ist, wir in erfüllender Beziehung zu Mensch, Tier und Natur oder in freudvollem Kontakt mit uns selbst stehen. Wir können uns über die Blume am Wegesrand freuen, über eine Beförderung oder das gemeinsam erlebte Konzert (vgl. Tabelle 2.1).

Gefühl	Auslöser	Funktion	Zeitperspektive
Angst	Bedrohung	Schutz	Zukunft
Wut	Frustration	Veränderung	Gegenwart
Trauer	Verlust	Abschied nehmen	Vergangenheit
Freude	Erfüllung	Gemeinschaft & Lebensqualität	Vergangenheit, Gegenwart & Zukunft

Tabelle 2.1: Die vier Grundgefühle in der TA

Lieber wütend als traurig, so lautet der Titel des Buches über Ulrike Meinhof (Prinz 2003). Sind auch Sie lieber wütend als traurig? Dann kann es sein, dass Sie Traurigkeit „verlernt" haben oder es Ihnen in der Kindheit nicht erlaubt war, diese auszudrücken. Menschen empfinden Ersatzgefühle aus diesem Grund subjektiv als „echt", zugleich werden sie aber von außen als unstimmig erlebt. So entstehen Landschaften von Ersatzgefühlen, die nicht hilfreich für die aktuelle Gestaltung und Bewältigung unseres Lebens sind. Wir können zwar wegen eines Geschehens aus der Vergangenheit nach wie vor ärgerlich sein, zornig darauf, wie es „damals" gelaufen ist. Eine Veränderung der Tatsachen und Ereignisse ist jedoch nicht mehr möglich. Unsere „Ärger-Energie" kann nicht mehr für eine Veränderung in der Gegenwart genutzt werden. Sie kann ihre Funktion nicht mehr erfüllen und wird im schlimmsten Fall unser lebenslanger Begleiter, der uns Energie raubt.

Sicherlich können wir auch traurig sein, weil bestimmte Dinge in der Zukunft *nicht* stattfinden werden. Beispielsweise bin ich traurig, weil ich zukünftig nicht mehr mit meiner verstorbenen Schwester über Gott und die Welt sprechen kann. Die Traurigkeit als Gefühl gehört jedoch in die Vergangenheit und lädt uns ein, Abschied zu nehmen von Dingen, Menschen und Ereignissen. Wenn dieser Prozess nicht gestaltet wird, leben wir weiterhin in der Vergangenheit und versperren uns innerlich für das Leben in der Gegenwart und für zukünftige Planungen.

Grundgefühle lösen sich in der Regel auf, wenn sie ihren Zweck erfüllt haben.

„Angst wegen der Vergangenheit, Zorn auf die Vergangenheit und Traurigkeit über die Zukunft sind unzweckmäßig und können als Ersatzgefühle bezeichnet werden" (Thomson 1989, S. 59 ff.).

Machen Sie sich ein Bild von Ihrer Gefühlslandschaft und Ihren Wahrnehmungsmustern. Denken Sie dafür an eine aktuelle Situation, die Sie nach wie vor beschäftigt, oder an einen Vorfall, der länger zurückliegt und dessen Ausgang Sie sich anders gewünscht hätten.

Anregung zur Selbstreflexion 5

Wahrnehmung und Interpretation

1. *Wahrnehmung:* Beschreiben Sie Ihre Wahrnehmung rückblickend so genau wie möglich. Was hat sich zugetragen? Was genau haben Sie gehört, gesehen, gespürt?

___

___

___

2. *Interpretation:* Wie deuten Sie das Gehörte, Gesehene, Gespürte? Was denken Sie über die Situation und Ihr Gegenüber?

___

___

___

3. *Gefühl:* Welche Gefühle sind in Ihrer Situation bei Ihnen entstanden?

___

___

___

4. *Handlung:* Was haben Sie konkret gesagt oder getan oder unterlassen zu sagen oder zu tun?

___

___

___

Nehmen Sie sich bitte die Freiheit, Ihre inneren Prozesse zu gestalten. Sie sind zwar nicht frei darin, Impulse von außen zu empfangen, und Sie werden möglicherweise auch zuerst ein Ersatzgefühl empfinden, aber Sie haben die Wahl zu entscheiden, welche Reaktion Sie folgen lassen. Ihre Handlungen zu verändern bedeutet, veränderte Reaktionen aus Ihrer Umwelt zu erhalten. Dadurch werden Sie wiederum Eindrücke gewinnen, die Ihre alten neuronalen Verknüpfungen und somit Ihre Emotionen, die in bestimmten Kontexten automatisch aufkommen, verändern werden.

Apropos neuronale Verknüpfungen ...

Unser Hippocampus im Großhirn ist ein Teil, der mit der Erzeugung, der Archivierung und dem Abruf von Inhalten des Langzeitgedächtnisses zu tun hat. Die Weiterleitung von Informationen aus dem Kurzzeitgedächtnis ins Langzeitgedächtnis ist die wichtigste Aufgabe und Funktion des Hippocampus. Er ist einer der wenigen Orte im Gehirn, an dem zeitlebens neue Nervenzellen „geboren" werden. Der Hippocampus generiert und koordiniert die Erinnerungen, während die Gedächtnisinhalte an verschiedenen anderen Stellen in der Großhirnrinde gespeichert werden. Aus zahlreichen Einzeleindrücken, die zu unterschiedlichen Zeitpunkten gewonnen wurden, fügt er diese wie eine „innere Karte", wie man sie zum Beispiel von einer Stadt besitzt, zusammen.

Mehr über unsere „neuronalen Trampelpfade" erfahren Sie in Abschnitt 4.1 („Bibliothek der Erinnerungen").

Peter, der Mann im Erziehungsurlaub aus dem obigen Beispiel (Seite 39), der ein Stirnrunzeln seiner Frau wahrgenommen und wütend reagiert hatte, kann seine innere Dynamik (wahrnehmen, interpretieren, fühlen) nicht verleugnen. Er kann nicht nichts wahrnehmen. Auch seine Deutung sowie sein daraus entspringendes Gefühl sind gekoppelt an seinen biografischen Erfahrungsschatz, und diese Assoziationskette läuft automatisch und in kürzester Zeit ab. Peter könnte jedoch seine darauffolgende Handlung bewusst neu auswählen und damit seine Kommunikation, seine Beziehungen und sein „In-der-Welt-Sein" aktiv steuern: „Ich sehe, dass du die Stirn runzelst, ich vermute daher, dass es dir nicht passt, was ich vorhabe." Peter hat die Wahl, ob und in welcher Form er seinen Ärger ausdrücken will. Was die Funktionalität angeht, so wissen wir, dass Ärger Veränderungsenergie bedeutet. Ärger zeigt sich gegenwartsbezogen und entsteht dadurch, dass wir, verallgemeinert gesagt, etwas nicht erhalten, was wir uns wünschen. Wir sind dann also frustriert. Peter weiß noch nicht, ob er das, was er sich wünscht, erhalten wird – oder nicht. Er meint nur, so wie früher in seinem Leben, etwas nicht zu bekommen (im aktuellen Fall seinen Arbeitsplatz), da seine Frau ihm durch ihr Stirnrunzeln Ablehnung signalisiert. Das glaubt er zumindest, und so deutet er ihre Mimik. Diese Schlüsselsituation ist für Peter der Auslöser, unbewusst ein Ersatzgefühl zu reaktivieren.

Der Schritt hin zu mehr Autonomie und Potenzialentfaltung ist unter anderem möglich, indem wir uns unserem „Archiv an Gefühlen" zuwenden. Wir spüren dabei nach, ob in uns auftretende Gefühle stimmig und zur jeweiligen Situation bzw. zum jeweiligen Kontext passend sind.

2.4 Persönlichen Werte achten

Persönliche Werte bilden ein Orientierungssystem für unser Leben. Werte geben Antwort auf die Frage, was wir erreichen möchten und wer und wie wir sein wollen. Werte sind, wenn sie nicht erkannt und nicht gelebt werden, latente Talente, also brachliegendes Potenzial. Welche Werte sind Ihnen wichtig? Welche Werte leiten Sie? In der Standortanalyse zeigt sich zu Beginn häufig, dass Menschen ihre Wertesysteme missachten. Werte sind die Triebfedern unseres Handelns und Wegweiser auf unserem Gang durchs Leben. Sie prägen unsere Einstellungen und Haltungen und sind somit eine Art Leitfaden für Bewertungen und Entscheidungen.

Werte sind Triebfedern des Handelns.

Im Coaching stellen sich Menschen manchmal die Frage nach dem Sinn ihres Lebens. Sie sprechen von der Sehnsucht, etwas Sinnvolles oder Soziales tun zu wollen. Viele verbinden damit eine helfende Tätigkeit oder ein Ehrenamt in einer sozialen Einrichtung für Kinder, Jugendliche, behinderte oder alte Menschen.

Andere stellen sich eine Tätigkeit in einem sozialen Unternehmen wie Greenpeace vor. Was „wertvoll" ist, hängt letztendlich von der subjektiven Bewertung und der persönlichen Einschätzung ab. Jeder Wertvorstellung liegt ein Motiv zugrunde, eines, das uns dazu bringt, diese Wertvorstellung auszuleben. Dieses Motiv basiert in der Regel auf einem einmal empfundenen Mangel oder einem Willen, der für die Wahl unserer Werte ausschlaggebend ist: Wenn uns Menschen etwas fehlt, das unsere Lebensqualität einschränkt, dann wird es für uns wertvoll, und wir richten unsere Aufmerksamkeit darauf. Denken Sie einmal an Zeiten, in denen Sie krank waren. Hatte für Sie in dieser Zeit die Gesundheit einen hohen Stellenwert? Sicherlich. Und angenommen, Sie haben eine längere Zeit in finanzieller Armut gelebt, dann könnten Sicherheit oder Reichtum relevante Werte für Sie gewesen sein. Ihre Bedürfnisse und damit auch Ihre Wertesysteme werden sich je nach Lebenssituation unterscheiden und verändern. Wertesysteme sind dynamisch und mehrdimensional, das heißt auch, dass je nachdem, welche Aufgabe oder Rolle Sie in Ihrem Leben einnehmen, sich Ihr Wertekanon verändern kann. Die Erwartungen, die mit einer beruflichen Stellung oder Position verbunden sind, sind ebenso mit Wertvorstellungen verknüpft, etwa wenn Sie eine Führungsrolle einnehmen und die damit verbundenen Wertvorstellungen des Unternehmens übernehmen wollen oder sollen. Stimmen die Wertvorstellungen der Firma nicht mit Ihrem eigenen Wertesystem überein, sind Enttäuschungen vorprogrammiert.

Kennen Sie Ihre Werte, zeigen sich Ihre Potenziale.

Werte und die ihnen zugrunde liegenden Bedürfnisse steuern unsere Denk-, Fühl- und Handlungsmuster. Entscheidungen fallen leichter und Veränderungen gelingen, wenn wir das Fundament unserer Werte beachtet und geklärt haben. Werte richten uns auf das aus, was wir wollen. Das Wissen um Ihre eigenen Werte hilft Ihnen bei der Orientierung und bei der Entwicklung Ihrer persönlichen und beruflichen Ziele. Durch die Bestimmung Ihrer Werte erfahren Sie auch etwas über Ihre persönlichen Stärken und Neigungen. Kennen Sie Ihre Werte, zeigen sich Ihre Potenziale.

Schenken Sie daher nun Ihrem Wertesystem Beachtung und erstellen Sie eine Art Leitfaden für Ihre zukünftigen Entscheidungen. In der folgenden Übung zur Wertereflektion finden Sie heraus, welche Werte Ihr Handeln leiten – oder in naher Zukunft leiten werden!

Anregung zur Selbstreflexion 6

Ihr Werteprofil

1. Wählen Sie aus der unten stehenden Liste alle Werte aus, die Ihnen wichtig sind.
2. Reduzieren Sie diese auf die für Sie zehn wichtigsten Werte.
3. Reduzieren Sie diese noch einmal auf die drei, die Ihnen im Moment am wichtigsten erscheinen und die Sie für unverzichtbar halten.

☐ Anerkennung
☐ Abenteuer
☐ Achtsamkeit
☐ Autorität
☐ Authentizität
☐ Autonomie
☐ Ausdauer
☐ Achtung
☐ Altruismus
☐ Anmut
☐ Anpassungsfähigkeit
☐ Ansehen
☐ Bescheidenheit
☐ Bildung
☐ Begeisterungsfähigkeit
☐ Beharrlichkeit
☐ Bescheidenheit
☐ Bodenständigkeit
☐ Charisma
☐ Disziplin
☐ Demut
☐ Diplomatie
☐ Erfolg
☐ Effektivität
☐ Ehrlichkeit
☐ Erfahrung
☐ Eigenständigkeit
☐ Ethik
☐ Ehre
☐ Engagement
☐ Entwicklung
☐ Einfluss
☐ Familie
☐ Frieden
☐ Freundschaft
☐ Freiheit
☐ Freude
☐ Fürsorglichkeit
☐ Flexibilität
☐ Gründlichkeit
☐ Gleichheit
☐ Geduld
☐ Gemeinschaft
☐ Gerechtigkeit
☐ Geltung
☐ Genuss
☐ Gesundheit
☐ Großzügigkeit
☐ Gemeinsamkeit
☐ Gewissenhaftigkeit
☐ Herausforderung
☐ Hilfsbereitschaft
☐ Hingabe
☐ Heimat
☐ Harmonie
☐ Heiterkeit
☐ Humor
☐ Intellektualität
☐ Idealismus
☐ Intuition

- ☐ Integrität
- ☐ Kompetenz
- ☐ Kooperation
- ☐ Klarheit
- ☐ Kontrolle
- ☐ Kreativität
- ☐ Kontaktfähigkeit
- ☐ Kunst
- ☐ Karriere
- ☐ Leistung
- ☐ Lust
- ☐ Liebe
- ☐ Loyalität
- ☐ Lebenskraft
- ☐ Leichtigkeit
- ☐ Macht
- ☐ Menschlichkeit
- ☐ Mitgefühl
- ☐ Mut
- ☐ Natur
- ☐ Nachhaltigkeit
- ☐ Ordnungssinn
- ☐ Optimismus
- ☐ Offenheit
- ☐ Respekt
- ☐ Religion
- ☐ Perfektion
- ☐ Qualität
- ☐ Ruhe
- ☐ Reichtum
- ☐ Ruhm
- ☐ Sicherheit
- ☐ Status
- ☐ Sorgfalt
- ☐ Solidarität
- ☐ Selbstbewusstsein
- ☐ Sinn
- ☐ Schönheit
- ☐ Stabilität
- ☐ Selbstlosigkeit
- ☐ Souveränität
- ☐ Spiritualität
- ☐ Sparsamkeit
- ☐ Sorglosigkeit
- ☐ Toleranz
- ☐ Tapferkeit
- ☐ Treue
- ☐ Unabhängigkeit
- ☐ Umweltbewusstsein
- ☐ Verantwortung
- ☐ Vertrauen
- ☐ Verbundenheit
- ☐ Verlässlichkeit
- ☐ Vorsicht
- ☐ Wahrheit
- ☐ Willenskraft
- ☐ Wachstum
- ☐ Wahrhaftigkeit
- ☐ Wettbewerb
- ☐ Würde
- ☐ Wertschätzung
- ☐ Weisheit
- ☐ Zuverlässigkeit
- ☐ Zuneigung
- ☐ Zusammenarbeit
- ☐ Zielstrebigkeit

Bitte schreiben Sie Ihre drei Wertebegriffe auf. Assoziieren Sie nun etwas genauer zu diesen drei Werten, die Ihnen wichtig sind. Was bedeuten Ihnen diese Werte, und weshalb haben Sie sie ausgewählt?

Vielleicht mögen Sie auch eine Wertehierarchie aufstellen. Welcher Wert steht an erster, zweiter und dritter Stelle für Sie?

Ein Blick auf den Wert *hinter* dem Wert lohnt sich ebenfalls. Treten Sie in einen inneren Dialog mit Ihren Werten. Wenn Sie zum Beispiel die Werte Demut, Tapferkeit und Kreativität ausgewählt haben, was bedeuten diese dann für Sie? Was bedeutet zum Beispiel Tapferkeit für Sie? Dass Sie jemand sind, der mutig ist und sich seinen Aufgaben stellt, obwohl er Angst hat, oder stehen Sie Anforderungen „tapfer" durch und leiden weiterhin an den Umständen? Machen Sie sich den Unterschied bewusst!

Nutzen Sie Ihre Werte mit den darin liegenden Stärken für Ihre Entscheidungen und Veränderungen.

Tragen Sie hier nun Ihre drei Werte ein:

1. ______________________________

2. ______________________________

3. ______________________________

Bedeutung und Qualität der Werte für mich:

____

____

____

Inwieweit finden sich diese Werte in Ihrem derzeitigen Leben / Arbeitsfeld wieder? Woran erkennen Sie das? Sind Ihre Werte für Sie hilfreich?

____

____

____

Was erscheint Ihnen im Hinblick auf Ihre Zukunft mit Ihren drei Werten wichtig zu sein?

____

____

____

Haben Sie Rückschlüsse darüber erhalten, inwieweit Ihre persönlichen und beruflichen Ziele zu Ihren Motiven und Bedürfnissen passen und mit Ihrer Persönlichkeit im Einklang stehen? Es geht darum, Ihr Werteprofil differenziert zu erfassen, Ihre Werte als Potenziale zu verstehen und sie für Ihre Veränderungen auf der Handlungsebene zu nutzen. Angenommen, Sie haben das Wertesystem „Verantwortung, Bildung und Ordnung“ ausgewählt. Sie beschreiben *Verantwortung* als Ihre Lust daran, Menschen zu führen und anzuleiten. Es fällt Ihnen leicht, den Überblick zu behalten und Entscheidungen zu treffen. Sie spüren beim Wert Verantwortung auch Ihre Einbindung in Gemeinschaften. Bei Ihren Erläuterungen zum Begriff *Bildung* wird sichtbar, dass Sie innovativ und stets auf der Suche nach neuen Herausforderungen und Bildungsangeboten sind. Ebenso haben Sie Lust, andere zu fördern und zu fordern. Ihr gewählter Wertebegriff *Ordnung* steht für Ihre Fähigkeit, reibungslos und organisiert komplexe Abläufe zu managen. Hier wird eine Spur in die Richtung Ihrer Talente und Potenziale sichtbar. Was davon konnten Sie immer schon gut, und was davon wird zu einem roten Faden in Ihrer Biografie? Oder mangelt es Ihnen in Ihrem derzeitigen Job an den Gestaltungsräumen, um diese Werte auszuleben? Ist dies vielleicht der Grund für Ihre momentane Unzufriedenheit?

Was haben Sie über sich herausgefunden?

____

____

____

3. Talente zum Leben erwecken und Selbstsabotage entlarven

3.1 Die Geschichte vom Zirkuselefanten

Im *Duden* wird Sabotage als „absichtliche, planmäßige Beeinträchtigung der Leistungsfähigkeit politischer, militärischer oder wirtschaftlicher Einrichtungen durch (passiven) Widerstand, Störung des Arbeitsablaufs oder Beschädigung und Zerstörung von Anlagen, Maschinen“ (↗ https://www.duden.de/rechtschreibung/Sabotage) bezeichnet. Ich verwende den Begriff Selbstsabotage an dieser Stelle, weil ich davon ausgehe, dass wir Menschen zwar meist unbewusst, aber doch systematisch zur Beeinträchtigung unserer eigenen Leistungsfähigkeit beitragen. Wir schaffen es immer wieder, unsere Potenziale zu sabotieren und uns somit in unserer Entwicklung selbst im Wege zu stehen. So verpassen wir Chancen.

Menschen scheuen Unsicherheit und lieben ihre Komfortzonen. Bekannte „Trampelpfade“ sind bequem. Gleichzeitig können Komfortzonen Konservierungsmittel für Leid sein. Und trotzdem behalten wir sie bei und sabotieren unsere Wachstumskräfte. Möglicherweise weil wir noch keine neuen Wege kennen. Noch nicht. So wie in der Geschichte des Zirkuselefanten, die Aufschluss darüber gibt, weshalb Menschen sich mit Veränderungen schwertun und ihre Talente unbewusst verkümmern lassen. In der Geschichte erzählt Bucay (2008, S. 7–10) von einem Elefantenbaby, das in einem Wanderzirkus zur Welt kommt. Niemand hat Zeit, sich ständig um das Tier zu kümmern und darauf aufzupassen, dass es nicht wegläuft. Deshalb behilft sich der Wärter damit, dass er einen Pflock in die Erde rammt, ein Seil daran bindet und das andere Seilende am Hinterbein des Tiers befestigt. Auf diese Weise gibt er dem Elefanten ein wenig Bewegungsfreiheit, und er verhindert zugleich, dass dieser fortläuft. Der kleine Elefant zieht immer wieder am Seil, um sich zu befreien. Trotz aller Anstrengung gelingt es ihm nicht, weil der Pflock zu fest in der Erde steckt. Er probiert es immer wieder, bis er eines Tages seine Versuche einstellt und sich in sein Schicksal fügt. Der durch die Länge des Seils vorgegebene Kreis ist und bleibt seine Welt, in der er sich gut auskennt. Die Zeit geht ins Land, der Elefant wird größer und kräftiger. Sicherlich könnte er inzwischen den Pflock mühelos aus der Erde ziehen, doch der Elefant hatte ja vor langer Zeit begriffen, dass es keinen Sinn hat. Er richtet sich also in seiner Komfortzone behaglich ein, und was dahinter liegt, scheint für ihn nicht erreichbar. Warum nutzt der ausgewachsene Zirkuselefant nicht seine Kräfte, zerreißt das Seil, das ihn an seinem Hinterbein hält, und läuft davon? Weil er sich im Lauf der Zeit an die Gegebenheiten angepasst hat, um zu überleben. Er hat dabei nicht gemerkt, dass sich seine Kraft und damit auch seine Möglichkeiten längst vergrößert haben. Seine Erfahrungen aus der Zeit als kleiner Elefant, als er das Seil auch mit großer Mühe und unter Schmerzen nicht lösen konnte, sitzen tief. Er hat die Erinnerungen daran niemals hinterfragt und nicht wieder versucht, seine Kraft als ausgewachsener Elefant auf die Probe zu stellen. Er ist fest davon überzeugt, dass der Pflock ihn weiterhin festhalten wird. Seine Anpassungsleistungen haben ihn in der Komfortzone gehalten.

Viele Menschen verbleiben in Lebenssituationen, weil sie sich an diese gewöhnt haben und weil sie schlichtweg keine Alternativen kennen. Sie ertragen lieber das „Übel", das sie kennen, als den Sprung ins Ungewisse zu wagen. In ihr Gedächtnis scheinen sich frühe Botschaften eingebrannt zu haben. Sie sabotieren sich selbst. Leben auch Sie so, als wenn Sie noch immer angekettet wären? Wie steht es um Ihre Komfortzone?

Anregung zur Selbstreflexion 7

Der Zirkuselefant

Wie oft verhalten Sie sich wie der Elefant aus der Geschichte von Bucay?

____

____

____

Was tun Sie, wenn von Ihnen verlangt wird, Ihre Komfortzone zu verlassen?

____

____

____

Wie schaffen Sie es, diesen Schritt aus der Komfortzone zu verhindern?

____

____

____

Wer hat etwas davon, wenn alles so bleibt, wie es ist?

____

____

____

Haben Sie einige Ihrer selbstsabotierenden Verhaltensweisen erkannt? Es ist nicht immer einfach einzusehen, dass nicht andere oder die Umstände daran „schuld" sind, wenn Probleme auftreten oder etwas nicht gelingt. Der Bibelspruch „Was siehst du aber den Splitter in deines Bruders Auge, und wirst nicht gewahr des Balkens in deinem Auge?" (Matthäus 7,3) lenkt die Aufmerksamkeit auf einen selbst und lädt ein, von einseitigen Schuldzuweisungen und Kausalitätsdenken Abschied zu nehmen.

Lassen Sie sich mithilfe der Übungen in diesem Buch ein wenig „irritieren" und anregen, Ihre Komfortzone gelegentlich zu verlassen. Sie werden dadurch Ihre Spielräume des Denkens, Fühlens und Handelns erweitern und Ihre Potenziale entfalten.

3.2 Selbstanalysebogen zur Potenzialentwicklung

Sie werden auf den folgenden Seiten einen Selbstanalysebogen (nach Kälin, Michel-Adler & Schmid-Kelle 1998) vorfinden. Die Analyse beinhaltet 140 Aussagen, die sich auf vier verschiedene Modelle der Transaktionsanalyse beziehen. Der Selbstanalysebogen und die passenden Auswertungen dienen dazu, Einsichten in Ihre Verhaltensmuster zu bekommen. Dazu gehören sowohl Ihre Selbstsabotageaktionen, denen Sie auf die Spur kommen möchten, als auch Potenziale, die darunterliegen. Schlussendlich leiten Sie daraus Entwicklungsschritte zur Potenzialentfaltung ab. Die Auswertungen des Selbstanalysebogens in diesem Buch beziehen sich auf die Konzepte „Lebensgrundpositionen", „Ich-Zustände", „Antreiber" und „psychologische Spiele". Nähere Erläuterungen finden Sie jeweils in den entsprechenden Abschnitten über diese Konzepte. In jedem Abschnitt werden Sie auch den zugehörigen Auswertungsbogen vorfinden. Falls Sie mögen, können Sie zunächst alle Aussagen mit Ihren entsprechenden Bewertungen versehen und dann später an den passenden Stellen im Buch die Auswertung vornehmen.

Geben Sie bitte bei jeder Aussage des Selbstanalysebogens an, wie stark die Aussage zum heutigen Zeitpunkt auf Sie zutrifft. Wiederstehen Sie beim Ausfüllen der Tendenz zur Mitte. Das heißt, dass Menschen dazu neigen, den Mittelwert zu wählen, wenn sie nicht genau wissen, was auf sie zutrifft. Bei Aussagen, bei denen Sie sich nicht ganz sicher sind, schließen Sie die Augen und sagen Sie sich den Satz noch einmal innerlich oder laut vor. Zum Beispiel: „Ich betrachte mich als einen impulsiven Menschen.“ Achten Sie dabei auf Ihre Körperempfindungen, und wählen Sie dann erneut Ihre Bewertung. Und bedenken Sie bitte dabei, dass intuitiv nicht bedeutet, schnell zu sein, sondern sich zu spüren und sich zu erahnen! Ich werde oft gefragt, ob man diese Fragen aus der privaten oder der beruflichen Rolle heraus beantworten solle. Füllen Sie den Fragebogen bitte aus der Sicht Ihres Privat- *und* Berufslebens aus. Ich meine, dass wir heutzutage zwischen diesen beiden Lebensbereichen kaum noch eine Trennung vornehmen können. Natürlich könnte es sein, dass Sie im Job andere Facetten Ihrer Persönlichkeit zeigen als im Privatleben und dass Sie mit einem vertrauten Partner möglicherweise anders umgehen als mit Ihrem Chef. Falls Sie sich beispielsweise als lebenslustige Person einstufen (Frage 34), sollten Sie jedoch Ihre Lebenslust nicht vor der Bürotür ablegen. Sie sind dann eine generell lebenslustige Person, die den Lebenskontexten entsprechend ihre Lebensfreude unterschiedlich ausdrücken wird. Zumindest würde ich Sie gerne dazu einladen wollen. Falls Ihnen dies nicht gelingen sollte, könnte es hilfreich sein, Ihre Arbeitssituation oder Ihre Partnerschaft zu überprüfen und sich zu fragen, weshalb Ihnen Ihre Lebenslust abhandengekommen ist.

Beim Beantworten des Selbstanalysebogens spielen viele situative Einflüsse eine Rolle, z. B. Ihre momentane Stimmungslage, Ihre Erwartungen, Ihre Rolle usw. Wie Sie bereits wissen, wird Ihre Einschätzung auch etwas über Ihr aktuelles Selbstbild aussagen. Wenn Sie den Selbstanalysebogen in ein paar Wochen, Monaten oder in einem Jahr wiederholen werden, könnten andere Ergebnisse dabei herauskommen. Ausbildungskandidaten in Transaktionsanalyse, die den Bogen nach zwei Jahren wiederholten, berichteten von ihren persönlichen und beruflichen Veränderungen, womit veränderte Auswertungsergebnisse zu den verschiedenen Konzepten einhergingen.

Anregung zur Selbstreflexion 8

Selbstanalysebogen

(Nach Kälin, Michel-Adler & Schmid-Kelle 1998)

4 = Diese Aussage trifft für mich sehr genau zu.
3 = Diese Aussage trifft für mich ziemlich genau zu.
2 = Diese Aussage trifft für mich nur etwas zu.
1 = Diese Aussage trifft für mich fast gar nicht zu.
0 = Diese Aussage trifft für mich überhaupt nicht zu.

1.	Es fällt mir leicht, mich durchzusetzen.	
2.	Wenn andere mit Problemen zu mir kommen, bin ich immer verständnisvoll.	
3.	Beim Lösen von Problem gehe ich eher diplomatisch vor.	
4.	Ich betrachte mich als einen impulsiven Menschen.	
5.	Ich fühle mich in vielen Situationen gehemmt.	
6.	Für mich ist es wichtig, auf Traditionen zu achten.	
7.	Es bereitet mir eine große Befriedigung, auf die Bedürfnisse anderer Menschen Rücksicht zu nehmen.	
8.	Wenn ich mit einer ungewöhnlichen Situation konfrontiert werde, suche ich in der Regel nach passenden Lösungen.	
9.	Ich erfülle mir meine Wünsche so schnell wie möglich.	
10.	Ich stimme wohl eher anderen zu, als dass ich mit ihnen hin und her diskutiere.	
11.	Ich rege mich über andere Personen auf, die bewährte und anerkannte Denkweisen und Handlungen infrage stellen.	
12.	Ich bin nachsichtig und verzeihe anderen schnell.	
13.	Es ist meine Art, in allem, was ich tue, so souverän wie möglich zu sein.	
14.	Ich überlasse es gerne anderen, die Verantwortung zu übernehmen.	
15.	Ich meine öfter: „Es nützt ja doch nichts, sich hier zu engagieren."	
16.	In kritischen Situationen übernehme ich die Führung, weil ich aus Erfahrung weiß, was in solchen Fällen funktioniert.	
17.	Ich bin der Überzeugung, dass alle Menschen grundsätzlich gut sind.	
18.	Ich analysiere die Situation, bevor ich eine Entscheidung treffe.	

19.	Ich habe mehr Interessen und Hobbys als der Durchschnitt der Bevölkerung.	
20.	Es ist letztlich am besten, sich Autoritäten zu beugen.	
21.	Ich glaube, dass unsere Gesellschaft besser dran wäre, wenn Verstöße gegen die Gesetze strenger geahndet würden.	
22.	Anderen zu helfen, zu wachsen und ihr Potential zu entwickeln, ist für mich etwas sehr Befriedigendes.	
23.	Ich habe die Fähigkeit entwickelt, eher selbstständig und unabhängig zu denken, als mich den Gedanken anderer Leute anzupassen.	
24.	Ich bin fantasievoll und habe stets eine Menge guter Ideen.	
25.	Es ist wohl so, dass ich mich selbst mehr bemitleide als andere.	
26.	Ich habe ziemlich klare Vorstellungen davon, was richtig und was falsch ist.	
27.	Ich befinde mich häufig in der Rolle, andere zu trösten.	
28.	Ich neige dazu, einen kühlen Kopf zu bewahren, wenn andere sich aufregen.	
29.	Ich handele eher spontan und überlege nicht lange.	
30.	Selbst wenn ich innerlich sehr verletzt bin, versuche ich, mir nichts anmerken zu lassen.	
31.	Ich ertappe mich öfter dabei, zuerst die Fehler bei anderen zu suchen.	
32.	Ich werde von anderen häufig um Rat gefragt.	
33.	Ich habe den Ruf, objektiv zu sein.	
34.	Ich bin sehr neugierig und probiere viele neue Dinge aus.	
35.	Meine Eltern und Bezugspersonen neigten eher dazu, mir Angst vor der Welt und den Menschen einzuflößen, als mir die Welt von der erfreulichen Seite zu zeigen.	
36.	Ich bin der Meinung, dass Minderheiten heute mehr Beachtung finden, als sie verdienen.	

37. Wenn ich sehe, dass jemand Schwierigkeiten hat, eine Aufgabe zu erfüllen, dann nehme ich die Aufgabe gerne ab und erledige sie stellvertretend.	
38. Von mir sagt man, dass ich die Dinge realistisch sehe.	
39. Ich bin eine sehr offene Person. Ich sage immer, was ich denke und fühle.	
40. In vielen Situationen komme ich alleine nicht so gut zurecht.	
41. Ich bin oft verblüfft zu sehen, wie dumm die Leute sind.	
42. Ich helfe anderen gerne aus schwierigen Situationen heraus.	
43. Ich bin sehr gut darin, anderen Leuten Dinge klar und treffend zu erklären.	
44. Es ist für mich schwer zu verstehen, weshalb so viele Leute das Leben so ernst nehmen.	
45. Ich versuche häufig, das zu erfüllen, was die anderen von mir erwarten.	
46. Wenn ich alltägliche Dinge erledige, mache ich dieses eher auf die Art und Weise, die sich bewährt hat, als dass ich neue Wege suche.	
47. „Undank ist der Welten Lohn", dies habe ich schon oft erfahren müssen.	
48. In Diskussionen zählen meine Argumente oft zu den besten.	
49. Ich übersehe oft die Auswirkungen meines Handelns auf andere.	
50. Wenn jemand böse auf mich ist, versuche ich, versöhnlich zu sein.	
51. Ich ändere meine Meinung nur sehr ungern, wenn ich mich einmal für etwas entschieden habe.	
52. Es ist für mich sehr wichtig, von anderen akzeptiert zu werden.	
53. Ich meine: Für dumme Fehler gibt es keine Entschuldigung.	
54. Wenn mich etwas langweilt, werde ich ungeduldig.	

55.	Es fällt mir schwer, um etwas zu bitten, das ich brauche.	
56.	Anderen gegenüber zeige ich meine Schwächen ungern.	
57.	Ich fühle mich oft von anderen Menschen ausgenutzt.	
58.	Wenn ich eine Arbeit mache, dann erledige ich sie gründlich.	
59.	Geduld ist nicht gerade eine meiner Stärken.	
60.	Ich versuche oft herauszufinden, was andere von mir erwarten, um mich daran zu orientieren.	
61.	Ich bezeichne mich als eine selbstsichere Person.	
62.	Ich bin in der Lage, Aufgaben so gut zu lösen wie die meisten mir bekannten Personen.	
63.	Ich würde mich als einen eher optimistischen Menschen bezeichnen.	
64.	Ich weiß, dass ich sehr viele gute Qualitäten habe.	
65.	Ich bin mit mir zufrieden.	
66.	Ich besitze wohl eher weniger Selbstvertrauen.	
67.	In meinem Leben habe ich bisher nicht so viel geleistet, auf das ich wirklich stolz sein könnte.	
68.	Ab und zu denke ich, dass ich nicht gut genug bin.	
69.	Ab und zu fühle ich mich nutzlos.	
70.	Es gibt viele Situationen, in denen ich mich anderen Menschen unterlegen fühle.	
71.	Ich komme mit allen Leuten gut aus.	
72.	Ich fühle mich besonders bei Leuten wohl, die ganz andere Ansichten haben als ich.	

73.	Ich suche oft bei anderen Menschen Ideen, Meinungen und Haltungen, die sich von den meinen unterscheiden.	
74.	Was andere Menschen fühlen und denken, erachte ich als besonders wichtig.	
75.	Offenheit und Ehrlichkeit gegenüber anderen lohnen sich.	
76.	Ich bin der Überzeugung, dass Menschen fähig sind, sich selbst zu führen, zu kontrollieren und sich damit selbst weiterzuentwickeln.	
77.	In Konfliktsituationen habe ich die Tendenz, recht behalten zu wollen.	
78.	Wenn ich es mir genau überlege, kritisiere ich andere mehr, als dass ich sie lobe.	
79.	Ich finde die Schwachpunkte der anderen sehr schnell heraus.	
80.	Wenn ich jemandem den kleinen Finger gebe, nimmt er meist meine ganze Hand.	
81.	In Wirklichkeit brauchen die Menschen eine starke, führende Hand.	
82.	Aufgrund meiner Erfahrungen sind die meisten Menschen eher stur.	
83.	Die meisten Menschen schätzen sich eher zu positiv ein.	
84.	Es gibt einiges im Leben, das mich ab und zu reizt zu tun, aber ich mache es dann doch nicht.	
85.	Ich hege oft Zweifel, ob ich jemals im Leben das erreichen werde, was ich mir am meisten wünsche.	
86.	Ich sage mir öfter Sätze wie „Das schaffe ich nie!“ oder „Das werde ich niemals kapieren.“.	
87.	Es sind immer wieder dieselben Dinge, die mich aufregen.	
88.	Mehr als mir lieb ist, gerate ich in Zwickmühlen, aus denen ich nicht ausbrechen kann.	
89.	Häufig sage ich mir innerlich: „Warum musste das wieder ausgerechnet mir passieren?“	

90. Ich denke, dass nur derjenige Erfolg richtig zählt, der von jemandem sehr hart erarbeitet wurde.	
91. Ich kann mich nur dann wirklich entspannen und vergnügen, wenn ich sicher bin, dass meine Arbeit erledigt ist.	
92. Ich muss erst etwas vollständig begriffen haben, bevor ich es wirklich vertreten kann.	
93. Wenn ich ein Hoch im Leben habe, folgt danach ein umso schlimmeres Tief.	
94. Wenn es gut läuft im Leben, mache ich mir oft Sorgen über die unangenehmen Dinge, die später noch kommen könnten.	
95. Wenn ich etwas Positives sage, füge ich oft noch ein „Aber“ hinzu, das etwas eher Negatives ausdrückt.	
96. Es fällt mir schwer, die Gegenwart zu genießen.	
97. Ich war schon oft im Leben kurz davor, etwas Wichtiges zu schaffen, habe es dann im letzten Moment jedoch nicht erreicht.	
98. Oft habe ich durch mein ungeschicktes Verhalten im letzten Moment einen Erfolg oder eine Zielerreichung sabotiert.	
99. Ich habe einen fast unstillbaren Ehrgeiz.	
100. Statt erst mal einen Erfolg zu genießen, denke ich dann schon wieder an neue Herausforderungen, die ich noch in Angriff nehmen könnte.	
101. Ich wage nicht, das zu tun, was ich am liebsten täte.	
102. Ich begebe mich immer wieder in die gleichen Problemsituationen.	
103. Ich habe den Eindruck, häufig vom Regen in die Traufe zu kommen.	
104. Ich muss zuerst meine Verpflichtungen erledigt haben, bevor ich das tue, was mir Spaß macht.	
105. Ich lebe in Gedanken mehr in der Zukunft als in der Gegenwart.	
106. Ich kann zwar heute tun, wozu ich Lust habe, aber morgen werde ich dafür büßen müssen.	
107. Ich rede eigentlich immer wieder von den gleichen negativen Erfahrungen.	

108. Schon mehrmals bin ich befördert oder in höhere Ämter gewählt worden, und dann klappte die Umsetzung doch nicht.	
109. Wenn es mir gut geht, denke ich öfter an die Schwierigkeiten, die noch folgen werden.	
110. Ich bemühe mich immer wieder um etwas und erreiche es doch nie ganz.	
111. Man sollte den Tag nicht vor dem Abend loben.	
112. Ich werde niemals bekommen, was ich mir am meisten wünsche.	
113. Ich komme mir vor, als ob ich wieder und wieder einen Stein den Berg hinaufrolle, und bevor ich ihn ganz oben habe, rollt er wieder hinunter, und ich beginne von vorne.	
114. In unbefriedigenden Situationen hoffe ich, dass doch noch etwas Gutes entstehen wird.	
115. Erst wenn ich etwas geleistet habe, darf ich mir Muße gönnen.	
116. Damit sich die anderen Menschen in meinem Umfeld wohlfühlen, verzichte ich oft auf die Befriedigung meiner Bedürfnisse.	
117. Ich habe Mühe, Personen zu akzeptieren, die ungenau arbeiten.	
118. Ich traue anderen oft nicht zu, Dinge gut genug zu erledigen.	
119. Ich versuche, an mich gestellte Erwartungen zu übertreffen.	
120. Durchhaltevermögen ist eine meiner besonderen Stärken.	
121. Ich habe die Erfahrung gemacht, dass es besser ist, meine Gefühle für mich zu behalten.	
122. Es ist mir unangenehm, bei der Lösung meiner Probleme von den anderen abhängig zu sein.	
123. Leute, die herumtrödeln, regen mich auf.	
124. Ich beeile mich immer und dränge andere auch dann, wenn es eigentlich nicht nötig wäre.	

125. Ich bin ständig in Bewegung. Es fällt mir schwer, einfach „nichts" zu tun.	
126. Ich gehe, esse oder spreche schnell.	
127. Ich muss noch härter werden, um leichter damit fertigzuwerden, wenn mich andere verletzen.	
128. Ich muss mich immer wieder anstrengen, dann schaffe ich es schon.	
129. Ich überlege jeweils lange und genau, bevor ich mich entscheide.	
130. Ich erfülle jeden Auftrag möglichst maximal.	
131. Ich strenge mich an, meine Ziele möglichst gut zu erreichen.	
132. „Die Zähne zusammenbeißen" heißt meine Devise.	
133. Ich bin eher diplomatisch.	
134. Ich weiche eher aus, wenn etwas schiefläuft, statt den Dingen ins Gesicht zu blicken.	
135. Wenn mir etwas gegen den Strich geht, bin ich verärgert.	
136. Ich kann körperliches Unwohlsein lange ignorieren.	
137. Ich habe Schwierigkeiten mit Dingen, die anderen keinerlei Mühe bereiten.	
138. Ich schiebe etwas lange vor mir her, bevor ich es beginne.	
139. Meine zwischenmenschlichen Beziehungen laufen immer nach dem gleichen negativen Muster ab.	
140. Ich muss etwas erst vollständig verstanden haben, bevor ich es verändern kann.	

Wenn Sie mögen, können Sie sich zusätzlich immer wieder die Frage stellen, wie Sie zu den jeweiligen Annahmen, die Sie angekreuzt haben, gekommen sind. Die Fragen laden Sie ein, Ihre Identitätsüberzeugungen zu überprüfen. Mehr zum Thema Identitätsüberzeugungen erfahren Sie in Abschnitt 4.1 („Bibliothek der Erinnerungen").

4. | Das innere Drehbuch umschreiben

4.1 Die Bibliothek der Erinnerungen

Für die Suche nach Ihren latenten Talenten begeben wir uns auf eine Reise in Ihre Vergangenheit. Sie werden dabei Ihre Komfortzonen abstecken und erfahren, welche innere Landschaft Sie aufgrund Ihrer Prägungen und Erinnerungen angelegt haben. Sie erhalten dazu Landkarten, mit denen Sie auf die Suche gehen und Potenziale hervorbringen können.

Nicht alles, was wir erleben, wird zur Erinnerung. Aber alles, an das wir uns erinnern, hat eine Bedeutung.

Nicht alles, was wir erleben, wird zur Erinnerung. Aber all das, woran wir uns erinnern, hat eine Bedeutung. Menschen erinnern sich an Begebenheiten und Ereignisse, die für sie emotional besetzt, bedeutsam und relevant waren – und heute noch sind: das erste eigene Auto, mit dem wir nach Frankreich in den gemeinsamen Urlaub mit Freunden gefahren sind; die Geburt des ersten Kindes; der Verlust der geliebten Tante … Wir erinnern uns an solche Ereignisse, wenn unserer Erinnerungen Auslöser in der Gegenwart finden. Sie sitzen beispielsweise im Besprechungszimmer der Arbeitsagentur mit dem zuständigen Mitarbeiter und hören dessen Fragen zu Ihrem beruflichen Werdegang, die Sie beantworten sollen. Plötzlich kommt es Ihnen wie früher vor, als Sie als Kind in sich zusammengesackt auf dem Küchenstuhl saßen und die Fragen des Vaters nach den Zeugnisnoten auf Sie niedergingen. Die Erinnerung bringt zugleich auch das beschämende Gefühl von damals wieder mit sich. Wir formen durch unsere Erinnerungen unsere Lebensgeschichte und damit auch unsere Identität.

Durch sogenannte Narrative ordnen und klären wir unser Leben und geben ihm einen Sinn. Wir erzählen Geschichten unseres Lebens immer wieder, um uns selbst zu verstehen. Mit Narrativen sind Erzählungen und Geschichten eines Menschen gemeint, mit denen dem Leben eine Bedeutung gegeben wird. Indem Menschen über ihr Leben erzählen, verbinden sie Geschichten und Ereignisse aus der Vergangenheit mit ihrem aktuellen Zeitgeschehen und antizipieren die Zukunft. Angeleitete Lebensrückblicke tragen so zur Bildung einer stimmigen Lebensgeschichte und zur Festigung der Identität bei.

In seinem Roman *Mein Name sei Gantenbein* (1975) spricht Max Frisch davon, dass jeder Mensch sich früher oder später eine Geschichte, die er für sein Leben hält, erfindet. Wie lautet Ihre Geschichte? Erinnerungen können sich auch durch die immer gleichen Erzählungen von Familienmitgliedern gefestigt haben. „Du warst ja von Anfang an ein Kämpfer, das hast du schon bei deiner Geburt bewiesen!“ Und so kämpft sich manch einer bis heute noch durchs Leben. Vielleicht hörten Sie auch Sätze wie „Du bist schon immer viel zu empfindlich gewesen!“, „Du hattest schon immer zwei linke Hände!“ oder „Du machst das schon allein!“. Mit jeder dieser Erzählungen wird unsere Geschichte bekräftigt. Botschaften dieser Art prägen unser Selbstverständnis und damit unser Selbstbild. Ausschlaggebend ist, wie Sie diese Sätze inzwischen verarbeitet und welche Schlüsse Sie daraus gezogen haben. Prüfen Sie daher Ihre Erinnerungen und Glaubenssätze und trennen Sie sich von inneren Aufträgen, die Sie zum Beispiel von Elternfiguren übernommen haben, wenn es nicht die Ihren sind! Wie wir Erinnerungen hervorrufen und auf welche Art wir diese erzählen, zeigt, wie wir uns und wie wir die Welt sehen. Unsere *selbstdefinierenden Erinnerungen* lassen erkennen, welche Muster in unserem Leben bis heute wirksam sind.

Prüfen Sie Ihre Erinnerungen und Glaubenssätze.

Als fünftes Kind in einer achtköpfigen Arbeiterfamilie groß geworden, hatte ich es oft schwer. Ich musste beispielsweise stets darauf achten, was für mich auf dem Mittagstisch übrig blieb, und zulangen, bevor die anderen alles aufgegessen hatten.

Als fünftes Kind in einer achtköpfigen Arbeiterfamilie groß geworden, genoss ich allerdings auch Vorteile. So war ich in ein beschützendes Familiensystem eingebettet und bei aufkommenden Problemen nie allein. Ich konnte immer beobachten, wie die anderen Probleme lösen, und dabei lernen, für mich gute Entscheidungen zu treffen.

Menschen erinnern sich an Begebenheiten und Ereignisse, die mit ihrem aktuellen Selbstkonzept harmonisieren.

Gewichte ich Erinnerungen der Variante eins („Ich hatte es oft schwer“) stärker, ist die Gefahr groß, dass ich auch heute noch von mir behaupte, es immer schwer im Leben zu haben, und ich richte mein Leben und mein Selbstbild nach diesen Erinnerungen aus: „Wie anstrengend und schwer wird es dann erst im Bewerbungskampf mit den vielen Mitstreitern, denen ich mich für diesen neuen Arbeitsplatz stellen muss.“

Konzentriere ich mich hingegen stärker auf die zweite Variante, gehe ich vielleicht in das Bewerbungsverfahren mit der Zuversicht, dass meine Lernerfahrungen mich weiterbringen werden, und sollte ich abgelehnt werden, dann wird dies entweder seine Richtigkeit haben oder mich zu besseren Entscheidungen führen.

Es geht nicht darum, Dinge oder Erlebnisse schöner zu reden, als sie waren. Vieles in Ihrem Leben war so oder so – und wird so bleiben. Wir können unserer Vergangenheit jedoch eine neue Bedeutung geben. Ihre Großmutter saß früher zum Beispiel immer in ihrem Schaukelstuhl und erzählte, wie sie den Opa beim Schützenfest kennengelernt hat? Diese Erinnerung sollen Sie gerne behalten. Doch erinnern Sie sich auch noch an die Aussage Ihrer Großmutter, dass Sie ebenso wie Ihre Mutter stets bei Kleinigkeiten wehleidig jammern? Diese Erinnerung sollten Sie einer Prüfung unterziehen! Denn es könnte sein, dass Sie durch die Erinnerung unbewusst dem inneren Antreiber „Sei stark!“ folgen und keinerlei Hilfe annehmen, um eben nicht wieder als „Jammerlappen“ betitelt zu werden, und darüber geraten Sie in eine Überlastungssituation. Dieses Risiko müssen Sie nicht eingehen! Es geht anders. Und es geht viel einfacher.

Ein Blick zurück stärkt den Blick nach vorn!

Viele Erwachsene verhalten sich im Heute nach wie vor so, wie sie es als Kinder getan haben. Sie verkaufen beispielsweise sich und ihre Kompetenzen unter Wert. Wenn sie als Berater oder Coach von einem Kunden nach ihrem „Preis“ gefragt werden, halten die alten Glaubenssätze und erinnerten Erfahrungen sie manchmal davon ab, ein angemessenes Honorar für ihre Leistung festzulegen und zu kommunizieren.

Erinnerungen sind die Verbindungsbahnen zwischen den Ereignissen unserer Vergangenheit und unseren Möglichkeiten in der Zukunft. Verändern wir die Geschichten, die wir über uns erzählen, verändern wir damit unsere Gedanken, unsere Gefühle und unser Verhalten.

Einschränkende Identitätsüberzeugungen sind die Saboteure unserer Potenziale.

Die folgende Selbstreflexion lädt Sie zur Spurensuche in Ihren Erinnerungen ein. Stellen Sie sich vor, Sie wären in einem meiner Seminare und ich würde Sie, so wie alle anderen Teilnehmenden, in der Anfangsrunde darum bitten, sich mit sechs Sätzen vorzustellen, um sich miteinander bekannt zu machen.

Anregung zur Selbstreflexion 9

Ich bin ein Mensch, der ...

Wie vervollständigen Sie die folgenden Satzanfänge? Beschreiben Sie sich so, wie es für Sie im Augenblick stimmig ist. Zum Beispiel: „Ich bin ein Mensch, der andere mitreißen und motivieren kann“ oder „Ich bin ein Mensch, der zögerlich ist“.

Im zweiten Schritt betrachten Sie Ihre Sätze und finden passende *Erinnerungen* zu den Beschreibungen Ihrer Person. Wann in Ihrem Leben waren Sie mitreißend und haben andere Menschen motiviert? Wann und wo zeigte sich Ihr Zögern in der Vergangenheit? Welche Ereignisse aus Ihrem Leben fallen Ihnen zu jeder Beschreibung ein?

1. Ich bin ein Mensch, der ______________________________

Erinnerung:

____

____

____

2. Ich bin ein Mensch, der ______________________________

Erinnerung:

____

____

____

3. Ich bin ein Mensch, der ______________________________

Erinnerung:

____

____

____

4. Ich bin ein Mensch, der ______________________________

Erinnerung:

____

____

____

5. Ich bin ein Mensch, der ______________________________

Erinnerung:

____

____

____

6. Ich bin ein Mensch, der ____

Erinnerung:

____

____

____

Woran haben Sie sich erinnert? Woher kommen Ihre Identitätsüberzeugungen? Passen Ihre Erinnerungen und Ihr Bild, das Sie sich von sich selbst gemacht haben, noch, oder handelt es sich um überholte Relikte aus der Vergangenheit, die es zu korrigieren gilt? Vielleicht entdecken Sie durch diese Übung ganz neue Facetten an sich, von denen Sie vorher nichts geahnt haben und die Sie nun zu Ihrem Selbstbild hinzufügen könnten. Wenn Sie sich als Mensch beschrieben haben, der gern lacht, dann entdecken Sie möglicherweise weitere Erinnerungen dazu. Bei der Beschreibung „Ich bin ein Mensch, der sich schwer entscheiden kann" kommen Ihnen eventuell die Erinnerungen an die Trennung Ihrer Eltern und deren Frage, bei welchem Elternteil Sie leben möchten, ins Bewusstsein. Kein Wunder, dass Sie dann heute noch von sich glauben, nur schwer Entscheidungen treffen zu können. Sie würden Ihr Potenzial entfalten, wenn Sie sich darüber klar werden, dass Sie heute sehr wohl in der Lage sind, gute und stimmige Entscheidungen zu treffen – ohne in ein emotionales Dilemma von damals zu geraten. So wie Annemarie M., die sich von nicht mehr passenden Identitätsüberzeugungen trennte:

BEISPIEL

Frau M. kam auf Empfehlung ihrer Tochter zu mir. Sie eröffnete das Gespräch mit dem Hinweis, dass das Coaching ein Geschenk ihrer Tochter zum Geburtstag gewesen sei. „Ich soll mich auch einmal um mich kümmern", sagte sie lachend. Nachdem wir geklärt hatten, ob sie das auch selber wolle, konnte unsere Arbeit beginnen. Bisher hatte sie sich um ihren „kleinen Bruder" und die „kleine Schwester" gekümmert und daher wenig Zeit gefunden, ihren eigenen Belangen nachzugehen. (Ihre Geschwister waren zu diesem Zeitpunkt übrigens 64 und 66 Jahre alt!) Auf die Frage, als was für einen Menschen sie sich beschreiben würde, antwortete Frau M.: „Ich bin ein Mensch, der sehr fürsorglich ist, der keinen Trubel mag, der gut kochen kann, der gut organisiert ist und der ein gutes Gespür für andere hat." In ihren dazu passenden Erinnerungen berichtete sie davon, dass ihre Mutter oft krank und mit Haus und Hof und den drei Kindern überfordert gewesen sei. Die Mutter übertrug Annemarie die Aufgaben, sich um die jüngeren Geschwister zu kümmern und im Haushalt zu helfen. Frau M. wickelte ihren zweijährigen Bruder Rolf, versorgte ihn tagsüber und brachte abends ihre vierjährige

Schwester Ute ins Bett. Sie übernahm früh Fürsorgepflichten und zeigte eine große Verantwortung für das Wohlergehen der Familie. Sie kümmerte sich wie eine Erwachsene um ihre Geschwister und sicherte sich so die Zuwendung und Anerkennung der Mutter. Frau M. traf als Kind die Entscheidung, schnell erwachsen zu werden. Die gemachten Erfahrungen wurden zu Erinnerungen und festigten ihre Identitätsüberzeugung: Ich bin ein Mensch, der sich gerne um andere kümmert. Noch heute stellt Annemarie ihre Lebensziele hintan und findet schwer Zugang zu eigenen Wünschen.

Woher wissen Sie, dass die Erinnerungen, die Sie in der letzten Übung notiert haben, tatsächlich wahr sind?

Erinnerungen sind Neu-Schaffungen.

Manches Mal ist es für die Seele ganz gut, dass unser geschickter Hippocampus dafür sorgt, dass zum Beispiel aus unseren mittelmäßigen Leistungen in der Schule im Rückblick Glanzleistungen werden. Oder dass wir mit verklärtem Blick auf unsere erste Liebe zurückblicken. Es scheint also so, als ob wir nicht einmal unseren Erinnerungen trauen könnten.

Jean Piaget, ein Schweizer Entwicklungspsychologe (1998), behauptete, sich zu erinnern, dass er als Zweijähriger beinahe entführt worden sei. Piaget erzählte seine Geschichte sehr detailliert: Wie er in seinem Kinderwagen saß und wie sich sein Kindermädchen gegen den Entführer gewehrt habe. Er erinnerte sich an die Kratzer in ihrem Gesicht und auch an einen Polizeibeamten in einem Mantel, der den Angreifer mit einem weißen Knüppel verjagte. Die Geschichte wurde von der eigenen Familie, dem Kindermädchen und von anderen bestätigt, die sie gehört hatten. Piaget selbst war davon überzeugt, dass er sich an das Ereignis erinnere. Tatsächlich aber hatte diese Entführung nie stattgefunden. Viele Jahre nach dem angeblichen Entführungsversuch schrieb das ehemalige Kindermädchen an Piagets Eltern, um ihnen zu beichten, dass sie die ganze Sache erfunden habe. Piaget erkannte, dass diese Erinnerung dadurch erzeugt worden war, dass ihm die Geschichte als Kind immer wieder erzählt worden war. Eine solche induzierte – also eingeredete – Erinnerung wird als „False Memory" bezeichnet.

In sogenannten Skriptanalyseseminaren werden wichtige Lebensereignisse, die sich auf eine programmierte Lebenseinstellung (auch: Lebensplan / Skript) durch die Umwelt in den ersten Lebensjahren zurückführen lassen, überprüft, analysiert und bewusst gemacht. Skriptseminare sind Selbsterfahrungsseminare, die u. a. Teil der Ausbildung in Transaktionsanalyse sind. Die Teilnehmenden setzen sich mit ihren biografischen Prägungen und empfangenen Botschaften auseinander. Sie bearbeiten innere „Zwangsjacken" und kommen ihrem unbewussten Lebensplan auf die Spur. Sie lernen, aus diesem Skript auszusteigen. In meinen Skriptanalyseseminaren werde ich des Öfteren gefragt, ob es schlimm sei, wenn jemand sich nicht mehr an seine frühe Kindheit erinnern könne. Von welchem Alter an können Sie sich an Geschehnisse erinnern? Der Bielefelder Gedächtnisforscher Prof. H.J. Markowitsch (2005) spricht im Zusammenhang mit dem autobiografischen Gedächtnis von frühkindlicher Amnesie. Er beschreibt damit einen Geisteszustand, in dem wir uns als Kleinkinder befinden und der die Sprachgebundenheit unseres Gedächtnisses erklärt. Unsere Hirnrinde ist noch nicht ausgereift, verändert sich ständig und kann Sinneseindrücke noch nicht zu „Geschichten" verbinden. Er geht davon aus, dass sich unser autobiografisches Gedächtnis ungefähr ab dem dritten Lebensjahr entwickelt. Menschen erinnern sich an Vergangenes ab dem Zeitpunkt des Spracherwerbs, wenn sie als Kinder Sätze bilden und über Vergangenes reden können. Erinnern können sie sich schon vorher, nur reden können sie noch nicht darüber. Das ist wahrscheinlich der Grund dafür, warum diese Erinnerungen wieder verschwinden. Es fehlt das Ausdrückenkönnen von Erinnerungen.

> Ab dem dritten Lebensjahr entwickelt sich das autobiografische Gedächtnis.

Diese frühesten Erinnerungen werden trotzdem als Sinneseindrücke gespeichert. Schon vor dem dritten Lebensjahr entwickeln sich durch wiederkehrende Abläufe unsere Muster. Wir lernen, merken uns etwas, kodieren unsere Erfahrungen und treffen anhand dieser vertrauten Ereignisse dann unsere Entscheidungen. Andererseits sind Erinnerungsblockaden durchaus sinnvoll, sorgen sie doch für die Aufrechterhaltung unserer geistigen und physischen Stabilität. Bei fehlenden Kindheitserinnerungen kann auch ein Verdrängungsmechanismus wirksam sein, der uns vor erlittenen Traumatisierungen schützt, die wir im Augenblick nicht verarbeiten können. Wenn Sie sich bei den folgenden Übungen an keine konkreten Kindheitserlebnisse erinnern können, heißt das nicht, dass Sie ein Trauma erlitten haben. Zwingen Sie sich bitte nicht dazu, sich zu erinnern, sondern lassen Sie die Erinnerungen, die Ihnen nicht guttun, ruhen. Sehen Sie es als einen großen Zugewinn an, dass wir uns aus einer emotionalen und gedanklichen Gefangenschaft der Vergangenheit lösen und Erinnerungen durch neue Erfahrungen und Einstellungen verändern können. Mithilfe der Erinnerungen können Sie Ihre derzeitige und auch zukünftige Identität bestimmen. Sie prüfen, ob die Erinnerungen heute noch zu Ihrer Identität und Persönlichkeit passen und Ihnen entsprechen.

Menschen sind Geschichtenerzähler. Ihre (Erfolgs-)Geschichten handeln von ihren Wünschen, Überzeugungen und Ängsten und wie sie mit Ereignissen umgehen und umgegangen sind. Die meisten Erinnerungen stammen aus der Zeit zwischen dem zehnten und 25. Lebensjahr. Fragen Sie ältere Menschen nach ihren Erinnerungen, werden die meisten Ihnen Geschichten aus diesem Zeitabschnitt erzählen. Menschen beschreiben häufig das, was sie über sich selbst gedacht und gesagt haben. Besonders in Umbruch- und Veränderungsprozessen, in denen wir unsicher sind, greifen wir auf bewährte Selbstbilder zurück. So lässt sich Unklares und Unvorhersehbares besser aushalten und bewältigen.

BEISPIEL

Doris L. sagte nach der Teilnahme an einem Skriptanalyseseminar: „Jetzt wird mir bewusst, dass ich schon immer Menschen mit meiner Energie mitgerissen und motiviert habe. Als Kind war ich die Entertainerin in unserer Familie, und später in der Schule setzte ich es fort. Heute, in meinem Job als Kommunikationstrainerin, bin ich noch immer eine Rampensau!“ Mit Tränen in den Augen fügt sie hinzu: „Ich bin es so leid, stets lustig zu sein. Mit dieser ‚Aufgabe‘ durchs Leben zu gehen strengt mich an.“ Für Doris ist diese Erkenntnis ein erster Schritt in Richtung Neuentscheidung. Sie nimmt ihre Erschöpfung war. Das ist heilsam. Sie ist in Kontakt mit ihren frühen Entscheidungen gekommen. Wahrscheinlich war ihre Überlebensschlussfolgerung: „Wenn ich die anderen amüsiere, hat Papa mich lieb.“ Sie behielt die Clown-Nummer bis heute bei, um wahrgenommen zu werden. Dies auch im Job. Nach dem Seminar wusste Frau L., dass sie etwas an ihrer aktuellen beruflichen Situation ändern sollte. Sie erstellte im weiteren Verlauf ein Talentprofil, in dem sie zwar ihre Stärke, andere Menschen zu begeistern und zu motivieren, beibehielt, diese aber in einem anderen Kontext einsetzte. Die Gruppen, mit denen sie zukünftig als Trainerin arbeiten wollte, sollten kleiner werden, und ihre Themen als Beraterin sollten sich in Richtung Gesundheitsprävention verlagern.

Anregung zur Selbstreflexion 10

Lebenserinnerungen im Alter von ...

Menschen gelingt es, mithilfe der Erinnerungsarbeit Zugang zum biografischen roten Faden in ihrem Leben zu finden. Vielfach sind sich Menschen ihrer positiven Erfahrungen und Fähigkeiten aus der Vergangenheit gar nicht mehr bewusst. Lassen Sie sich daher zu einer weiteren Spurensuche in Ihren Erinnerungen einladen. Wählen Sie bitte drei Lebenserinnerungen aus der Zeit, in der Sie ca. zehn Jahre, 15 Jahre und 20–25 Jahre alt waren aus. Woran erinnern Sie sich zuerst, wenn Sie an Ihr zehntes Lebensjahr denken? Woran, wenn Sie an Ihr 15. Lebensjahr denken? Und welche Erinnerung kommt Ihnen zu Ihrem 25. Lebensjahr? Notieren Sie diese gern nachfolgend.

Meine Erinnerungen im Alter von

zehn Jahren:

____

____

____

____

15 Jahren:

____

____

____

____

25 Jahren:

____

____

____

____

Falls Sie mögen, konkretisieren Sie nun Ihre Lebenserinnerungen, indem Sie folgende Fragen beantworten:

- Welche Orte verbinde ich mit dieser Zeit?
- Welche Menschen spielten für mich zu dieser Zeit eine Rolle?
- Wer oder was hat mich damals inspiriert?
- Vor welchen Herausforderungen stand ich in dieser Zeit?
- Was habe ich in dieser Zeit gelernt?

Vermutlich haben Sie sich an die eine oder andere (Erfolgs-)Geschichte erinnert. Wenn Sie Ähnlichkeiten zwischen den Erinnerungen feststellen, sind das möglicherweise weitere Hinweise für Ihren biografischen roten Faden.

4.2 Das Skript: unser unbewusst erstellter Lebensplan

Die Gedanken der Transaktionsanalyse zur vorbewussten Lebensgeschichte eines Menschen (auch Skript genannt) haben mich von Beginn meiner Ausbildung an fasziniert. Ein Skript ist ein sich fortlaufend verwirklichendes Programm einer Person, das in frühster Kindheit entworfen wurde (Berne 2000, S. 389). Unsere frühen Entscheidungen und Überzeugungen uns selbst, die anderen Menschen und die Welt betreffend bestimmen unser Verhalten in wichtigen Teilen unseres heutigen Lebens. In der Vergangenheit getroffen, um auf kreative Art unser Überleben zu sichern und unser Leben zu meistern, hindern sie uns jedoch im Erwachsenenalter häufig daran, autonom zu denken, zu fühlen und zu handeln.

Ein Skript ist der unbewusste Lebensplan eines Menschen.

Jeder Mensch zieht im frühesten Kindesalter Schlussfolgerungen über sich selbst, andere Menschen und die Welt. Es sind keine bewussten Entscheidungen, so, wie wir sie später als Erwachsene treffen können (Fahre ich mit dem Fahrrad zur Arbeit oder mit dem Auto?). Ein Kind in den jüngsten Jahren trifft Entscheidungen nicht über reflektierendes Nachdenken, sondern reaktiv und aufgrund von Sinnesreizen und Gefühlen. Diese Entscheidungen stellen für das Kind eine Überlebensstrategie dar und werden aufgrund seiner Wahrnehmung und seiner Einschätzung der Realität getroffen. Kinder entwickeln fortlaufend auf dieser Basis Annahmen darüber, wie die anderen Menschen, wie die Welt und wie sie selbst sind. Aufgrund dieser Annahmen entstehen entsprechende Glaubenssätze. Die Beschlüsse, die unseren Lebensplan bestimmen, treffen wir unter anderem aufgrund von frühen Botschaften, die wir von Eltern und nahen Bezugspersonen erhalten haben. Elterliche Botschaften enthalten neben positiver Zuwendung eine Reihe von einschränkenden und verbietenden Botschaften. Die folgenden zwölf Botschaften (Goulding & Goulding 1999), die wir als Kinder eventuell erhalten haben, sind verbietender und einschränkender Natur und werden auch *Einschärfungen* genannt:

1. Sei nicht! (Zum Beispiel: „Deinetwegen mussten wir heiraten!“)
2. Sei nicht du selbst! (Zum Beispiel: „Sei kein Junge!“ / „Sei kein Mädchen!“)
3. Sei kein Kind! (Zum Beispiel: „Mach nicht so viel Arbeit!“)
4. Werde nicht erwachsen! (Zum Beispiel: „Bleib auf meine Fürsorge angewiesen!“)

5.	Schaff es nicht!	(Zum Beispiel: „Sei nicht erfolgreich! Du sollst nicht besser sein.“)
6.	Lass das!	(Zum Beispiel: „Sei nicht so lebendig, fall nicht auf!“)
7.	Sei nicht wichtig!	(Zum Beispiel: „Bruder, Schwester oder Vater sind wichtiger.“)
8.	Sei nicht zugehörig!	(Zum Beispiel: „Wir gehören nicht hierher, wir sind anders.“)
9.	Sei nicht nahe!	(Zum Beispiel: „Vertraue niemanden, bleib von den Leuten fern!“)
10.	Sei nicht gesund!	(Zum Beispiel: „In unserer Familie ist man krank!“)
11.	Fühle nicht!	(Zum Beispiel: „Gefühle sind gefährlich und verweichlichen dich!“)
12.	Denke nicht!	(Zum Beispiel: „Denke nicht, überlass das anderen!“)

Diese oder ähnliche Botschaften erreichten uns als Kinder als verbale Äußerungen oder nonverbal, beispielsweise durch Mimik und Gestik, Tonfall und körperliche Reaktionen auf ein bestimmtes Verhalten hin. Außerdem kann auch die Beziehungsatmosphäre Nachrichten vermitteln. Zuschreibungen sind eine Untergruppe von Einschärfungen und können ebenfalls positiv oder negativ sein und dem Kind sagen, was und wie es zu sein hat. Zum Beispiel: „Du bist ein Versager!“ oder „Du bist mein Sonnenschein!“. Durch Weisungen zeigen Eltern einem Kind nicht nur, wie es zu sein hat, sondern auch, was es zu tun oder zu lassen hat: „Tue, was ich dir sage!“, „Streng dich an!“ oder „Sitz endlich still!“ sind Botschaften, die mit darüber entscheiden, welches Skript wir entwickeln werden. In der heranwachsenden Generation würden diese Botschaften wahrscheinlich ergänzt werden können durch: „Entscheide dich!“, „Sei besonders!“ und „Mach alles selbst!“. Schon Kleinkinder werden nämlich heutzutage dazu angeleitet, Entscheidungen zu treffen und „selbstständig“ zu handeln. Das Problem: Die dafür notwendigen Fähigkeiten sind aus entwicklungspsychologischer Sicht in diesem Altersabschnitt noch nicht ausreichend ausgeprägt. Werden Kinder zu früh und zu häufig auf diese Weise „gefördert“, sind Überforderung, Misserfolge und Frustration die Folgen.

Eine Skriptentscheidung ist eine Überlebensstrategie des Kindes.

Entscheidend für die Skriptbildung eines Menschen ist also, welche Botschaften und Zuschreibungen er als Kind empfängt und wie er diese verarbeitet, für sich deutet und umsetzt. Für die Ausbildung und Entwicklung eines Lebensplans sind folgende Wirkfaktoren ausschlaggebend:

- die entwicklungspsychologischen Prozesse und kindlichen Entscheidungen,
- die Umweltfaktoren, unter denen jemand aufwächst (z. B. ob mit oder ohne Geschwister, in welcher Geschwisterfolge, auf dem Dorf oder in der Stadt, in welcher Kultur etc.),
- die Bindungserfahrungen mit den Eltern und deren gesendeten Botschaften.

Diese so entstandenen Denk-, Fühl- und Verhaltensweisen entwickeln sich im Lauf der Zeit durch Wiederholungen zu neuronalen Verknüpfungen. Stellen Sie sich das wie einen Trampelpfad oder eine Datenautobahn im Gehirn vor. In Situationen, die uns an die Ursprungssituation erinnern, werden diese Daten dann aktiviert und leiten unsere bewährten Strategien ein. Diese Daten und eingeprägten „Seelenbilder" hindern uns später möglicherweise jedoch auch daran, der zu werden, der wir sein könnten. So sorgen wir unbewusst dafür, dass die Welt auch später so ist, wie wir sie sehen wollen. Wir „redefinieren" die Realität, um unser Skript zu rechtfertigen. Als redefinieren wird der Umstand bezeichnet, wenn jemand die Realität nicht sieht, wie sie ist, sondern sie mit Ausblendungen, Verzerrungen oder falschen Einschätzungen wahrnimmt und die Wirklichkeit so umdeutet, dass Erlebtes und Erfahrenes zum Skript passen.

Unsere vorbewussten Entscheidungen können unser gesamtes weiteres Leben bestimmen und uns im Erwachsenenalter daran hindern, stimmig im Hier und Jetzt zu leben und zu handeln. So wie bei Annemarie M., die Sie bereits in einem zurückliegenden Fallbeispiel (vgl. Seite 69) kennengelernt haben.

BEISPIEL

Frau M. war zum Zeitpunkt des Coachings 68 Jahre alt und schilderte ihre Erinnerungen an früher in ihrer Familie als siebenjähriges Mädchen. Als erwachsene Frau folgte sie noch stets ihrem unbewussten Lebensplan: Sei kein Kind! Sie zeigte auch mit 68 Jahren noch ihr ausgeprägtes Verantwortungsgefühl und ihre Skriptglaubenssätze: „Meine Bedürfnisse sind nicht wichtig" und „Ich muss für die Geschwister sorgen". Sie hielten Frau M. zeitlebens davon ab, sich um sich selbst zu kümmern und eine Ausbildung zu beginnen. „Ich wäre gern Köchin geworden", schwärmte sie im Coaching wehmütig. Frau M. hatte früh geheiratet und drei Kinder bekommen. Ihr Mann, Kapitän bei der Marine, war früher beruflich häufig unterwegs gewesen. Neben dem eigenen Haushalt und den Kindern kümmerte Frau M. sich auch als Erwachsene weiterhin um ihre beiden jüngeren Geschwister, denen es finanziell und gesundheitlich nicht gut ging. So nahm sie weiterhin eine fürsorgliche Rolle ein.

Sehen auch Sie eine Verbindung zwischen den Botschaften, die Sie früh empfangen haben, und Ihren beruflichen und privaten Wegen und Entscheidungen? Sind Sie beispielsweise dem Ruf, kein Mädchen sein zu dürfen, gefolgt und haben sich deshalb für das Maschinenbaustudium „entschieden" und den Bauhandel des Vaters übernommen? Klingt bei Ihnen noch stark die Zuschreibung „Du bist ein Sonnenschein" nach und hindern Sie sich mit dieser Botschaft daran, die Arbeitsstelle zu verlassen, die sie schon lange anödet und Ihnen keine Freude mehr bereitet?

Es liegt viel Potenzial in unserem Skript verborgen. Wie würde Ihr Leben aussehen, wenn Sie die „Erlaubnis zum Denken" (statt der Einschärfung „Denke nicht!") hätten? Würden Sie sich dann das Informatikstudium zutrauen und es beginnen? Wie wäre es, wenn Sie Ihr spielerisches Potenzial ergründeten und in Ihr Leben integrierten? Hätten Sie sich dann auf die Beziehung mit dem charmanten Nachbarn eingelassen?

Wenn Sie sich besser kennenlernen und Ihre latenten Talente entdecken möchten, dann schauen Sie bitte auf Ihren unbewussten Lebensplan, der von Ihnen in der Kindheit aufgestellt, von den Eltern verstärkt und durch spätere Ereignisse gefestigt wurde. Erinnern Sie sich noch an die Übung zu den selbstdefinierenden Erinnerungen (Seite 67)? Sie haben aufgeschrieben, welch ein Mensch Sie sind, und dazu passende Erinnerungen gefunden. Die Art und Weise, wie Sie sich selbst beschrieben haben, entspricht Ihrem aktuellen Selbstbild. So, wie es in Ihrem Drehbuch des Lebens steht, so sehen Sie sich heute. In der nächsten Übung schauen Sie auf Ihre unbewussten Anteile, also auf die, die Sie bisher noch nicht gesehen haben. Entdecken Sie weitere und neue Seiten an sich.

Anregung zur Selbstreflexion 11

Das bin ich!?

Schreiben Sie die Namen der Familienangehörigen aus Ihrer *Ursprungsfamilie* untereinander auf. Also die Namen aus der Familie, in die Sie hineingeboren wurden. Wer gehörte dazu, und wer tut es heute noch? Listen Sie lebende und auch bereits verstorbene Familienmitglieder auf. Sich selbst lassen Sie bitte aus.

Etwa so:

- Mama
- Papa
- Oma Anna
- Opa Fritz

- Schwester Carla
- Bruder Alexander
- Tante Maja

Beschreiben Sie jetzt sämtliche Familienangehörigen mit Adjektiven. Tun Sie dies bitte spontan, also ohne lange zu überlegen. Was fällt Ihnen zu diesen Menschen ein? Wie waren oder sind diese Menschen? Egal, aus welcher Zeit Ihre Erinnerungen stammen, schreiben Sie bitte auf, was Ihnen zu den einzelnen Personen aktuell einfällt.

Etwa so:

- Mama: hilfsbereit, aufopfernd
- Papa: gutmütig, friedfertig
- Oma Anna: stark, unerschütterlich
- Opa Fritz: in sich gekehrt, verschlossen
- Schwester Carla: wehleidig
- Bruder Alexander: abenteuerlustig, mutig, risikofreudig
- Tante Maja: geizig

Schreiben Sie nun unter diese Namen und Beschreibungen: *Das bin Ich!* Denn mit den Familienmitgliedern haben Sie sich selbst beschrieben. Vielleicht gefällt Ihnen nicht, was Sie hier lesen. „So bin ich doch nicht!“, höre ich Sie sagen. „Diese Eigenschaften lehne ich doch bei anderen ab!“ Mag sein. Und doch haben dieses Eigenschaften etwas mit Ihnen zu tun. Möglicherweise in Form von blinden Flecken.

Der blinde Fleck

Die Sozialpsychologen Joseph Luft und Harry Ingham (1999) zeigen mithilfe des „Johari-Fensters“ (vgl. Abbildung 4.1), dass es Bereiche des Verhaltens gibt, in denen wir anderen unbeabsichtigt Mitteilungen über unsere eigene Person geben, während uns selbst große Bereiche der eigenen Wahrnehmung verborgen bleiben. Wesentliche Aspekte des eigenen Verhaltens sind uns nicht bewusst oder zugänglich.

Bereich A des Johari-Fensters beinhaltet Aspekte unseres Verhaltens, die uns selbst und den anderen bekannt sind und in denen uns unser Handeln frei erscheint. Hier würde die TA von einem integrierenden Erwachsenen-Ich sprechen, mit dem der Mensch bewusst und frei über seine Ich-Zustände verfügt und sie stimmig und spielfrei einsetzt. **Bereich B** beschreibt die „blinden Flecken“, also Teile unseres Verhaltens, die andere wahrnehmen, wir selbst jedoch wenig. **Bereich C** umfasst die Anteile unseres Fühlens, Denkens und Handelns, die wir vor anderen bewusst verbergen – also Gedanken, heimliche Wünsche und Gefühle, die wir uns verbieten. **Bereich D** beschreibt Anteile, die im unbewussten Bereich (Skript) liegen und weder uns noch anderen unmittelbar zugänglich sind. Auch latente Talente, die weder uns noch anderen bekannt sind, liegen hier verborgen.

A **Bereich des freien Handelns** *Mir und anderen bekannt*	**B** **Bereich des „blinden Flecks“** *Anderen bekannt*
C **Bereich des Verbergens** *Nur mir bekannt*	**D** **Bereich des Unbewussten** *Mir und anderen nicht bekannt*

Abbildung 4.1: Das Johari-Fenster (nach Luft & Ingham 1982)

Das Ziel im Sinne der Potenzialentwicklung ist es, die Bereiche B und D zu erhellen und den „offenen“ Bereich in dem Ausmaß zu vergrößern, das es zu einer positiven Veränderung der Beziehungen zu anderen Menschen und zu einem selbst führt.

Was sehen Sie von sich, wenn Sie auf die Beschreibung Ihrer Familienmitglieder schauen? Man kann nur das in anderen sehen, was wir in irgendeiner Form selber in uns tragen.

Wir können die aufgeführten Beschreibungen entweder als Abwehr von diesen Eigenschaften oder als Sehnsucht nach diesen Eigenschaften auslegen. Was mögen Sie an anderen Menschen überhaupt nicht? Was bewundern Sie und glauben, es selbst nicht zu haben oder zu können? Wenn Sie ehrlich zu sich selbst sind, gestehen Sie sich vielleicht erstmalig ein, dass auch Sie gutmütig und aufopfernd durchs Leben gehen, so, wie Ihr Vater es tat. Und merken, dass Sie dazu keine Lust mehr haben, weil Sie durch Ihre Gutmütigkeit und die „Opfergaben“ in Ihrem Job krank geworden sind. Ihnen fehlte schon immer der Mut, sich abzugrenzen und Nein zu sagen. Sehen Sie es, resultierend aus dieser Übung, als Ihren Entwicklungsauftrag an, sich in Zukunft nicht mehr devot zu beklagen, schon wieder einen Arbeitsauftrag nicht abgelehnt zu haben, sondern stattdessen selbstbewusst eine eigene Position einzunehmen.

Man kann nur das in anderen sehen, was wir selber in uns tragen.

Oder haben Sie den Geiz von Tante Maja häufig kritisiert? Wo taucht er in Ihrem Leben auf? Wie geizen Sie in oder mit Ihrem Leben? Gönnen Sie sich die neue berufliche Herausforderung in Süddeutschland? Gegebenenfalls realisieren Sie durch die

Übung erstmalig Ihre Stärke, in Krisensituationen einen kühlen Kopf zu bewahren und Herausforderungen stets mit Bravour zu meistern.

Unter Umständen entdecken Sie durch diese Anregung zur Selbstreflexion, wer oder wie Sie sein möchten. Oder wonach Sie sich sehnen.

Die „Bibliothek der Erinnerungen" bringt im Verborgenen liegende Talente hervor. Die folgende Methode (nach Schlegel 1995, S. 234) eignet sich dafür, das eigene Skript zu erforschen und darunterliegende Potenziale sichtbar werden zu lassen.

Anregung zur Selbstreflexion 12

Ihr roter Faden im Leben

Erinnern Sie sich an eine Geschichte, ein Buch oder an einen Film, welche in Ihrer Kindheit eine wichtige Rolle für Sie gespielt haben. Eine Geschichte, die Ihnen vorgelesen wurde oder die Sie selbst gerne gelesen haben. Erinnern Sie sich an ein Kinderlied, das Sie besonders mochten und das Sie immer wieder gesungen haben.

Schreiben Sie hierzu bitte eine kurze Zusammenfassung des Buchs, der Geschichte oder des Lieds auf. Um was ging es darin? Was war das Wesentliche? Wer spielte welche Rolle darin?

____

____

____

____

Erinnern Sie sich an ein Buch oder einen Film, an ein Theaterstück oder an ein Lied, das Sie in Ihrer Pubertät, etwa in der Zeit zwischen 13 und 17 Jahren, beeindruckt hat?

Schreiben Sie bitte auch hierzu eine kurze Inhaltsangabe. Was war das Wesentliche darin? Um was ging es? Wer spielte welche Rolle darin?

____

____

____

____

Nun erinnern Sie sich bitte an ein Buch, das Sie in den letzten zwei bis drei Jahren gelesen haben, oder an einen Film oder an ein Theaterstück, das Sie in letzter Zeit beeindruckt hat.

Schreiben Sie bitte auch hierzu eine kurze Inhaltsangabe. Was war das Wesentliche darin? Um was ging es? Wer spielte welche Rolle darin?

Abschließend schauen Sie auf alle drei von Ihnen ausgewählten Geschichten:

- Welche Ähnlichkeiten gibt es in den drei Geschichten?
- Ähneln sich die Themen, Ereignisse oder die Hauptakteure in den Geschichten?
- Findet sich in Ihrer bevorzugten Geschichte in der Zeit der Pubertät Gegenteiliges zu den anderen beiden Geschichten wieder?
- Finden Sie sich in den Hauptfiguren wieder und ähneln deren Geschichten in irgendeiner Form Ihrer Lebensgeschichte?
- Was haben die drei Geschichten mit Ihrem Leben zu tun?

Nehmen Sie sich bitte Zeit und lassen Sie Ihre Geschichten einen Moment auf sich wirken. Stellen Sie dann Verbindungen zu Ihrer derzeitigen privaten oder beruflichen Situation her. Bestehen Ähnlichkeiten zwischen den Themen der Geschichten und Hauptfiguren und Ihrem bisherigen Lebensweg und dem Weg, den Sie weitergehen möchten? Möglicherweise gibt es Parallelen, und es ergibt sich ein Thema, das sich wie ein roter Faden durch Ihr Leben zieht.

BEISPIEL

Im Seminar „Latente Talente“ erinnerte sich Annemarie M. an die Geschichte vom Brüderchen und Schwesterchen, die Waltons und an die Musik der Kelly Family. In der Geschichte vom Brüderchen und Schwesterchen (Grimm 1997) wurde Frau M.s lebenslange Fürsorge für ihren Bruder deutlich. Da war der König, der die Hand der Frau (Frau M.) nahm und sie fragte, ob sie auf sein Schloss mitgehen wolle, um seine Frau zu werden; und das Mädchen, das dies wollte, aber nur wenn das Rehlein (ihr Bruder) auch mitkommen dürfte. Den wollte sie nicht verlassen. Der König (Frau M.s Mann, der Kapitän) nahm das schöne Mädchen (Frau M.) mit auf sein Pferd und führte es in sein Schloss, wo die Hochzeit gefeiert wurde. Sie war nun die Frau Königin, und sie lebte lange Zeit mit König und Rehlein, der gehegt und gepflegt wurde, zusammen.

Die zweite Geschichte aus der Pubertät von Annemarie war die Fernsehserie Die Waltons, *in der das einfache und schwere Leben einer Großfamilie während der Zeit der Weltwirtschaftskrise bis zum Ende des Zweiten Weltkriegs beschrieben wurde. Der Familienzusammenhalt ist für die Waltons stets wichtiger als Geld, die Episoden endeten immer damit, dass im großen Haus der Familie die Lichter ausgingen und sich die Kinder von John Sr. und Olivia gegenseitig eine gute Nacht wünschten: „Gute Nacht, John-Boy" – „Gute Nacht, Elizabeth." So, wie Annemarie es sich auch für ihr Leben früher gewünscht hätte, und so, wie sie später ihr eigenes Familienleben gestaltete.*

Mit Blick auf die zurückliegenden drei Jahre wählte sie die Band Kelly Family, deren Musik sie sehr gern hörte. Sie erzählte, dass sie einmal einen Satz eines Familienmitglieds der Kellys gelesen habe, der sie berührt hat: „Und das Gesetz da draußen ist relativ simpel: Ist man gut, überlebt man, ist man nicht gut, überlebt man nicht. Wenn wir etwas gelernt haben, dann, zu überleben."

In diesen drei Beispielen zeigen sich Frau M.s skriptgebundene Verhaltensweisen ebenso wie ihre Begabungen und Stärken. Für Frau M. ist es im weiteren Coaching wichtig, sich die Erlaubnis zu geben, auch mal Nein sagen zu dürfen, und in Kontakt mit ihren, zur Zeit der Skriptentstehung unterdrückten Gefühlen zu treten: „Ich darf gut zu mir sein." Über den Weg der Selbstannahme und der Bewusstwerdung ihrer Bedürfnisse übt sie sich darin, ihrer Lebensfreude mehr Raum zu geben. Ihre berufliche Neuorientierung hat Frau M. zwar nicht mehr zu ihrem frühen Berufswunsch als Köchin geführt, doch in ihrer Tätigkeit als Dozentin für Kochkurse an der VHS findet sie sich heute nach ihren Bedürfnissen und Talenten genau richtig platziert. Folgen auch Sie Ihren Spuren, erforschen Sie Ihre Kompetenzen und zeigen Sie sich milde hinsichtlich Ihrer in der Vergangenheit getroffenen Entscheidungen.

Märchen

Bestenfalls hat Sie die Anregung, Ihren roten Faden im Leben zu suchen, zum Nachdenken über Ihre eigene Geschichte gebracht. Für alle unter Ihnen, die Lust bekommen haben, ihr Skript weiter zu erkunden und die noch Märchen kennen oder früher erzählt bekommen haben: Sie können diese letzte Übung auch mithilfe von Märchen durchführen. Märchen und Mythen sind Abbilder typischer menschlicher Schicksale (Schlegel 1995, S. 181, 235 f.). Jeder Mensch hat demnach ein Skript, dem als Modell ein Märchen oder ein Mythos unterliegt. Welches Märchen hat rückblickend Ihren Lebenslauf bestimmt oder bestimmt ihn noch?

Anregung zur Selbstreflexion 13

Ihr Märchen

Erinnern Sie sich an ein Märchen, das in Ihrer Kindheit eine wichtige Rolle gespielt hat oder das Sie besonders mochten? „Rotkäppchen“, „Aschenputtel“, „Frau Holle“, „Rumpelstilzchen“ oder „Dornröschen“? Schreiben Sie bitte eine kurze Zusammenfassung des Märchens auf. Um welches Thema ging es? Wer spielte welche Rolle darin? Wie ging das Märchen aus?

Mit welcher Figur identifizierten Sie sich in erster Linie? Beschreiben Sie diese Rolle im Märchen.

Erzählen Sie das Märchen bitte in der Ich-Form aus der Perspektive einer der jeweiligen Rollen. Zum Beispiel: „Ich, Gretel, ging im Wald mutig voran und nahm Hans an die Hand. Später ...“. Wählen Sie eine zweite Figur aus und gehen Sie ebenso vor: „Ich, die Hexe, lebte einsam und verlassen ohne Freunde im dunklen Wald ...“.

Welches Potenzial zeigte sich Ihnen in diesen Figuren?

Wer steht in Ihrem aktuellen Leben stellvertretend für die einzelnen Märchenfiguren?

Welche Parallelen lassen sich zu Ihrer aktuellen privaten und beruflichen Situation ziehen?

In den von uns favorisierten Märchen finden wir uns und unsere Geschichte insofern wieder, als dass wir uns als Kinder mit den Figuren unserer Geschichten / Märchen identifiziert haben. Was beeindruckte Sie damals an diesem Märchen?

Deuten Sie Ihr gewähltes Märchen und betrachten Sie es als Vorlage für Ihr zukünftiges Leben. Ändern Sie den schicksalhaften Wiederholungszwang, wenn Ihnen der Ausgang des Märchens nicht gefällt.

Was haben Sie über sich herausgefunden?

5. Ich-Zustände neu organisieren

Mit dem Modell der Ich-Zustände aus der Transaktionsanalyse spüren Sie den Grundmustern Ihrer Persönlichkeit nach. Die Ich-Zustände sind ein nützliches Konstrukt, um neue Lebenspläne zu entwerfen. Mit ihrer Hilfe gewinnen Sie Einsichten über Ihr Verhalten und über Ihr Gewordensein und finden heraus, was noch alles in Ihnen steckt. Sie entdecken Ihre latenten Talente.

5.1 Das Strukturmodell der Ich-Zustände

Den meisten Menschen ist ihr Innenleben ein Rätsel. In Beratungen höre ich Klienten des Öfteren sagen: „Ich verstehe selbst nicht, warum ich das getan habe“ oder „Meine Gefühle spielten verrückt“ oder als Frage formuliert: „Wieso konnte ich nicht mehr klar denken?“ Das Strukturmodell der Ich-Zustände (Berne 2000, S. 27) veranschaulicht eindrucksvoll die energetische Beschaffenheit und die Herkunft unseres Denkens, Fühlens und Verhaltens. Innere Vorgänge als Energie zu bezeichnen ist der Versuch, mit einem theoretischen Konzept Wirklichkeiten abzubilden, ohne dabei den Anspruch zu erheben, dass diese Energie tatsächlich fließt und einer Realität entspricht. Die verschiedenen Persönlichkeitsanteile eines Menschen werden als Ich-System mit drei inneren Instanzen bezeichnet. Bei jedem Ich-Zustand handelt es sich um ein zusammenhängendes System aus Gedanken, Gefühlen und Verhaltensweisen. Diese Kategorien werden umgangssprachlich Eltern-Ich-Zustand, Erwachsenen-Ich-Zustand und Kind-Ich-Zustand genannt und mithilfe von drei übereinanderliegenden Kreisen dargestellt (Abbildung 5.1):

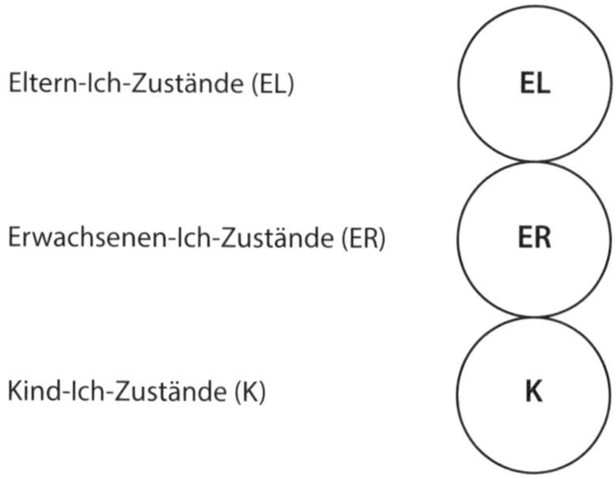

Abbildung 5.1: Strukturmodell der Ich-Zustände

Die jeweilige energetische „Füllung" der Ich-Zustände ist abhängig von unserer persönlichen Geschichte. Mit diesen individuellen „Füllungen" ausgestattet, treten wir in Kontakt zu unseren Mitmenschen und zur Welt.

Als **Eltern-Ich-Zustand** bezeichnen wir Einstellungen, Haltungen, Denkweisen und Gefühle, die wir von unseren Eltern oder anderen nahestehenden Personen übernommen und verinnerlicht haben.

Haben Sie sich auch schon einmal gesagt, dass Sie niemals oder zumindest in bestimmten Situationen nicht so wie Ihre Mutter oder Ihr Vater werden wollen? Ich jedenfalls kenne solche Vorhaben. Zum Beispiel hatte ich mir vorgenommen, niemals so wie mein Stiefvater zu sagen: „Solange du deine Füße unter meinen Tisch stellst, tust du, was ich dir sage." Und dann bekam ich selbst zwei Kinder, und als unsere Tochter in die Pubertät kam, hörte ich mich irgendwann genau das sagen: „Solange du deine Füße …" Wie furchtbar! Zwar musste ich unmittelbar nach meiner Aussage lachen, doch ich hatte es gesagt. Ich hatte die Erziehungshaltung und Einstellung von meiner Bezugsperson in früher Kindheit übernommen und unbewusst ins aktuelle Geschehen übertragen. Ich hatte in diesem Moment aus einem verinnerlichten Eltern-Ich-Zustand heraus gehandelt.

Ein **Erwachsenen-Ich-Zustand** zeichnet sich durch ein autonomes System von Gefühlen, Einstellungen und Verhaltensweisen aus, die der aktuellen Wirklichkeit entsprechen – im Hier und Heute neu entwickelte oder „auf den neuesten Stand" gebrachte Verhaltensweisen.

Kennen Sie das Gefühl, mitten im Leben zur richtigen Zeit mit den richtigen Menschen zusammen zu sein und das Richtige zu tun oder zu lassen? „Richtig“ im Sinne von „aktuell“ und „stimmig“ für Sie, die Situation, die anderen Menschen sowie für die Welt um Sie herum. Möglicherweise kennen Sie auch diesen kreativen Prozess: Sie fühlen und erleben sich als Erwachsener in einer Situation zunächst so wie in einer „Kindheitssituation“, handeln dann aber bewusst nicht diesen Mustern entsprechend. So gestalten Sie heute Ihre Wirklichkeit immer wieder neu.

Ein **Kind-Ich-Zustand** beinhaltet alle Erfahrungen, die man als Kind im Zusammenhang mit sich selbst, mit anderen Menschen und der Umwelt gemacht hat sowie die dazugehörigen Gedanken, Gefühle und Verhaltensweisen.

Wenn ich an meine Kindheit denke, erinnere ich mich an helle wie auch an dunkle Zeiten. Ich habe spielerisch die Welt erkundet, vieles ausprobiert, war neugierig und habe viel gelacht, aber auch geweint. Ich habe Mobbing-Erfahrungen gemacht und starke Gefühle der Trauer über den frühen Verlust meines Vaters empfunden.

Verhalten wir uns heute wieder so wie als Kind oder so, wie wir es von unseren Bezugspersonen übernommen haben, greifen wir auf damals in uns gespeichertes Material zurück. Verhalten wir uns hingegen kongruent und stimmig im Hier und Heute und aktualisieren wir das alte „Material“, entspricht dieses Verhalten einem Erwachsenen-Ich-Zustand. Wir klären, konstruieren und ordnen dann unsere elterlichen Übernahmen und kindlichen Programmierungen neu und kreieren neue Reaktionen.

> „Zwischen Reiz und Reaktion liegt ein Raum. In diesem Raum liegt unsere Macht zur Wahl unserer Reaktion. In unserer Reaktion liegen unsere Entwicklung und unsere Freiheit.“
> (Victor Frankl)

Lernen Sie Ihre Stärken und Schwächen besser kennen und nutzen Sie diese Erkenntnisse für die (Neu-)Orientierung. Erlangen Sie Bewusstheit über Ihre individuell „gefüllten“ psychischen Ich-Zustände und prüfen Sie sie hinsichtlich ihrer Stimmigkeit und Funktionalität. Zur Analyse der genauen Herkunft von Verhaltensweisen der Ich-Zustände braucht es einen erweiterten Blick: Eltern und andere Bezugspersonen tragen ebenfalls die drei Ich-Zustände in sich. Wir haben unsere Eltern unterschiedlich erlebt; sie verhielten sich öfter „kindisch“, wenn sie schmollten oder eingeschnappt waren. Dann waren sie wieder in einer elternhaften Haltung und zeigten sich fürsorglich, und manchmal waren sie in einer erwachsenen Haltung, zum Beispiel wenn sie besonnen den Alltag organisierten. Diese Anteile von Müttern oder Vätern oder anderen Bezugspersonen lassen sich als Ich-Zustände zweiter Ordnung unterscheiden. Erlebnisgeschichtlich kann ein Verhalten demnach auch dann elternhaft und von den Eltern übernommen sein, wenn es verhaltensbezogen kindlich ist. Wem und wohin genau eine Denk-, Fühl- und Verhaltensweise zuzuordnen ist, führt uns zu spannenden Mehrgenerationsperspektiven.

Bevor wir uns weiter mit der **Neuorganisation** vergangener Erfahrungen befassen, möchte ich Ihnen von einem Erlebnis und einem Skriptbildungsprozess erzählen, an dem ich im Urlaub teilhaben durfte. Es zeigt noch einmal deutlich, wie wir einer Zeit- und damit Ich-Zustandstrübung erliegen können.

BEISPIEL

So wie „Bob der Baumeister"

Im Urlaub wurde ich unbeabsichtigt Zeugin des folgenden interaktiven Familienprozesses:

Ein ca. fünfjähriger Junge mit rotem Schlapphut und rosa Schwimmflügeln rennt aufgeregt zum Strandliegeplatz seiner Eltern.

Junge: „Mama, Mama, der Junge da will jetzt einfach der Baumeister sein!"
Mutter (löst sich nicht von der Zeitschrift, in der sie liest): „Wer will Baumeister sein?"

Der Junge zeigt auf die spielenden Kinder am Strand, die mit dem Bau einer Strandburg beschäftigt sind.

Junge: „Na, der Junge da hinten bei unserer gebauten Burg."
Mutter: „Na und?"
Junge: „Ja, aber ich bin doch der Baumeister!"
Mutter: „Ja?"
Junge: „Mensch, ich bin der Baumeister und nicht der!"
Mutter: „Ja, aber was tut er denn Schlimmes?"
Junge: „Der bestimmt jetzt alles, was wir bauen sollen und alles."
Mutter: „Ja, was denn?"
Junge (mit weinerlicher Stimme): „Na alles! Der bestimmt jetzt auch, was ich bauen soll!"
Mutter: „Ich meine, was hat er dir denn getan?"
Junge (laut und trotzig): „Ich will das nicht! Der hat mir meine Arbeit weggenommen!"
Mutter (blättert in ihrer Zeitschrift): „Ja."

Der Junge beginnt zu weinen. Der Vater mischt sich zum ersten Mal ein und ermahnt seinen Sohn, leiser zu sein. Die Szene dauert noch eine halbe Stunde lang an. Der Junge weint und schmollt. Der Vater redet auf ihn ein. Die Mutter schweigt und liest weiter in ihrem Buch.

Irgendwann ruft der Junge: „... und meine rote Schaufel liegt auch noch bei dem neuen Baumeister! Aber zu dem gehe ich jetzt nicht mehr hin."
Vater: „Du holst sie jetzt. Wir wollen aufs Zimmer gehen."
Junge (schluchzt): „Nö."

Der Vater geht schließlich zur „Baustelle" und umkreist in größerem Abstand die bauenden und spielenden Kinder, unter denen inzwischen auch ein erwachsener Mann ist. Die rote

Schaufel wird von einem der Kinder benutzt. Der Vater kommt nach wenigen Minuten unverrichteter Dinge zurück. Die Mutter hat inzwischen die Strandsachen eingepackt.

Junge (weinend): „Meine Schaufel?"
Vater: „Wir kaufen dir eine neue." Er nimmt seinen weinenden und quengelnden Sohn an die Hand und zieht ihn mit sich, weg vom Strandplatz.

Diese Szene hat mich sehr berührt. Was der kleine Junge wohl mit dieser Erfahrung, die er am Strand von Kreta gemacht hat, anfangen würde? Hat er gelernt, dass es nicht lohnenswert ist, sich für seine Rechte einzusetzen? Wie wäre die Szene wohl verlaufen, wenn die Mutter dem Jungen Raum für seine Gefühle gegeben hätte, wenn sie seine Wut und seine Enttäuschung gesehen und anerkannt hätte? Wie wäre der Tag am Strand für den Jungen ausgegangen, wenn die Mutter ihn ermutigt und die Erlaubnis ausgesprochen hätte, seine eigenen Ideen zu entwickeln und auszuprobieren? Gleichgültig, ob er nun seinen Baumeisterposten oder seine rote Schaufel zurückbekommen hätte oder eine ganz andere positive Lösung für ihn gefunden worden wäre: Er hätte positive Erfahrungen bezüglich seiner Selbstwirksamkeit machen können.

Ich würde zu gerne wissen, wie sich das innere System der Ich-Zustände des kleinen Jungen entwickelt. Ob er die Chance ergreift und zu einem mutigen und wehrhaften Erwachsenen heranwächst? Oder wird er die negative passive Haltung und Denkweise seiner Eltern übernehmen, speichern und verinnerlichen und sich später in entsprechenden Situationen wie sein Vater und / oder wie er selbst als kleiner Junge, der unverrichteter Dinge nachgeben musste, verhalten?

In der Kinderserie *Bob der Baumeister*, die der kleine Junge vielleicht im Kopf hatte, als er sich selbst in die Rolle des Baumeisters begab, stehen Teamarbeit und soziales Verhalten im Vordergrund. Die sich dort wiederholende Frage „Können wir das schaffen?" *(Can we fix it?)* wird im Chor mit einem zuversichtlichen „Yo, wir schaffen das!" *(Yes we can!)* beantwortet. Diese Zuversicht, vermittelt durch die Eltern, hätte dem kleinen Jungen sicherlich gutgetan. Hier wurde sie ihm jedoch verwehrt. Aus Sicht der Transaktionsanalyse hat er später im Leben trotzdem noch die Wahl, sich für die „Yo, wir schaffen das!"-Variante zu entscheiden und sich aus einem Erwachsenen-Ich-Zustand heraus zu verhalten.

Ich erlaube mir an dieser Stelle eine biografische Hypothesenbildung und eine Zeitreise. Mal angenommen, wir haben das Jahr 2046 und der kleine Junge von damals, nennen wir ihn Herrn Müller, ist heute Abteilungsleiter in einer Krankenkasse. Er hat sich vor einiger Zeit auf einen neuen Posten in seiner Abteilung beworben, auf dem er seine Stärken optimal einbringen könnte. Er weiß, dass sich zeitgleich ein weiterer Kollege um diese Stelle beworben hat. Herr Müller sieht eines Morgens im Büro, wie zwei Mitarbeiterinnen die Köpfe zusammenstecken und miteinander tuschelten und kichern. Er glaubt, es gehe dabei um ihn und es würde über ihn und seine Bewerbung abfällig geredet. Während er die Mitarbeiterinnen im Büro lachen hört, macht sich in ihm das gleiche Gefühl der Hilflosigkeit und Beschämung breit wie damals am Strand vor 30 Jahren. „Den Job bekommt sicherlich der Kollege", denkt er sich und zieht sich im Folgenden innerlich und auch sichtbar äußerlich von den Mitarbeitern und seiner Abteilung zurück. Seine abgespeicherten früheren Erfahrungen und die damit verbundenen Emotionen sind aktiviert. Seine Überanpassung und sein Rückzug lassen auf eher kindliches Verhalten schließen. Um Gewissheit darüber zu erlangen, ob die aktuell erlebten Gefühle von Herrn Müller eher dem Kind-Ich oder seinem Eltern-Ich entstammen, müsste ich ihn befragen: Würde er sich fühlen und verhalten wie sein Vater, würden wir dies einen Eltern-Ich-Zustand nennen. Würde er sich fühlen und verhalten wie damals als kleiner Junge, würden wir dies als Kind-Ich-Zustand bezeichnen. Beides kann vorhanden sein.

Herr Müller zeigt als erwachsener Mann im Büro, dass sein Erwachsenen-Ich getrübt ist. Eine *Trübung* meint die Maskierung eines Erwachsenen-Ich-Zustands durch einen Eltern-Ich-Zustand oder durch einen Kind-Ich-Zustand (Schlegel 1995). Ein Eltern-Ich-Zustand oder ein Kind-Ich-Zustand „schieben" sich in das Erwachsenen-Ich und verhindern (trüben) so die Realitätsprüfung und altersangemessenes Verhalten. Wenn ein Eltern-Ich-Zustand und ein Kind-Ich-Zustand gleichzeitig das Erwachsenen-Ich trüben, sprechen wir von einer Doppeltrübung. Herr Müller hat seine Talente nicht genutzt: Das Erwachsenen-Ich ist nicht mit der aktuellen Situation verbunden. Stattdessen denkt, fühlt und handelt er nach vergangenen Mustern, aus Kind- oder/und Eltern-Ich-Zuständen (Skript) heraus. Vor allem in stressigen und belastenden Situationen im Erwachsenenalter werden frühe Erfahrungen und Botschaften wieder aktiv, wenn sie nicht durch korrigierende Erfahrungen und neue Entscheidungen verändert werden.

5.2 Verhaltensweisen und Ausdrucksqualitäten

Herr Müller aus dem obigen (fiktiven) Beispiel hat unbewusst Gefühle, Gedanken und Verhaltensweisen aus seiner Zeit als Junge am Strand reaktiviert. Ihm standen somit nicht alle prinzipiell möglichen Verhaltensweisen und „Ausdrucksqualitäten" zur Verfügung: zum Beispiel die wehrhafte und mutige Qualität eines Erwachsenen-Ichs, die er schon als Kind gebraucht hätte, um seine Schaufel zurückzubekommen und seinen Platz als „Baumeister" zu verteidigen.

Hätte Herr Müller in der besagten Bürosituation sein Unwohlsein wahrgenommen und es auf frühere Muster bezogen, dies dann aber in der aktuellen Situation in stimmiger und passender Form zum Ausdruck gebracht, so wäre sein Verhalten skriptfrei und aus dem Erwachsenen-Ich kommend gewesen. Um seine Deutung („Die lachen über mich") zu überprüfen und innerlich zu klären, hätte Herr Müller beispielsweise auf die beiden Mitarbeiterinnen im Büro zugehen und sich ungezwungen an deren Gespräch beteiligen können. Er hätte dann möglicherweise erfahren, dass die beiden Kolleginnen sich bloß über die letzte Betriebsfeier unterhalten haben. Er hätte seine frühen Erfahrungen neu organisiert und seine im Kind-Ich-Zustand und Eltern-Ich-Zustand verarbeiteten und gespeicherten früheren Erfahrungen mithilfe eines Erwachsenen-Ichs in Verbindung mit der aktuellen Situation gebracht. Das wäre Potenzialentfaltung gewesen!

Ausgehend von den beobachtbaren Verhaltensweisen unterscheiden wir zunächst zwischen einem kontrollierenden (kEL) und einem fürsorglichen Verhalten (fEL) sowie zwischen einem natürlichen (nK), einem angepassten (aK) und einem rebellischen (rK) Verhalten (vgl. Abbildung 5.2).

Mit der sogenannten Ausdrucksqualität (Schmid 1990, S. 157) wird zusätzlich deutlich gemacht, dass es sich bei unserem Verhalten sowohl um negative (ineffektive) als auch um positive (effektive) Verhaltensweisen handeln kann, das somit der Welt, der eigenen Person oder der Situation zuträglich oder auch abträglich ist. Fürsorge kann hilfreich als auch erdrückend sein. Kontrolle kann stützen und auch strafend wirken. Natürlichkeit kann sich in Kreativität als auch in Übermut ausdrücken. Anpassung kann sich durch soziale Kooperation oder in Form von „Duckmäusertum" zeigen. Rebellion kann sich als etwas Kraftvolles als auch als Sturheit äußern.

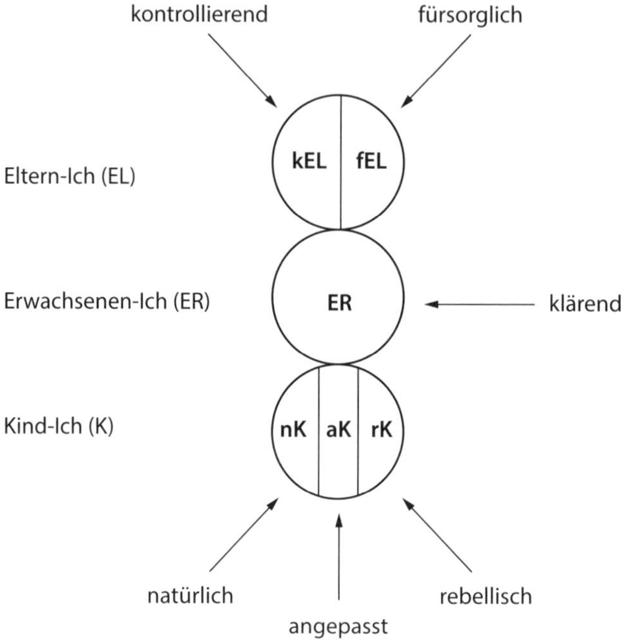

Abbildung 5.2: Verhaltensmodell der Ich-Zustände (nach Berne 2000)

Sie können jetzt mit dem Selbstanalysebogen zur Potenzialentwicklung (S. 55 ff.) eine erste Auswertung für Ihre Verhaltensweisen vornehmen, um herauszufinden, auf welche Art und Weise Sie sich bisher eher häufig oder eher weniger häufig verhalten haben. Je höher die Punktzahl (max. 48 Punkte), desto höher die Wahrscheinlichkeit, dass Sie bisher öfter dieses Verhalten gezeigt haben. Im zweiten Schritt sehen Sie sich später die Ausdrucksqualitäten (negativ / ineffektiv und positiv / effektiv) Ihres Verhaltens differenzierter an und finden ab Seite 98 die unterschiedlichen Ausdrucksstile des Verhaltens beschrieben. Tragen Sie hier bitte zunächst die jeweilige Punktzahl Ihrer Antworten aus dem Selbstanalysebogen ein.

Testauswertung: Ihr Energieprofil

Kontrollierend

Aussage	1	6	11	16	21	26	31	36	41	46	51	56	
													Total:

Fürsorglich

Aussage	2	7	12	17	22	27	32	37	42	47	52	57	
													Total:

Klärend

Aussage	3	8	13	18	23	28	33	38	43	48	58	61	
													Total:

Natürlich

Aussage	4	9	14	19	24	29	34	39	44	49	54	59	
													Total:

Angepasst

Aussage	5	10	15	20	25	30	35	40	45	50	55	60	
													Total:

Rebellisch

Aussage	53	73	82	83	87	88	89	95	107	109	123	135	
													Total:

Sie können Ihr Energieprofil zusätzlich grafisch darstellen. Zeichnen Sie Ihre Summenwerte aus dem Test in Form von „Füllungen“ ein. Jeder Balken kann bis zu 100 Prozent (mit max. 48 Punkten) gefüllt werden.

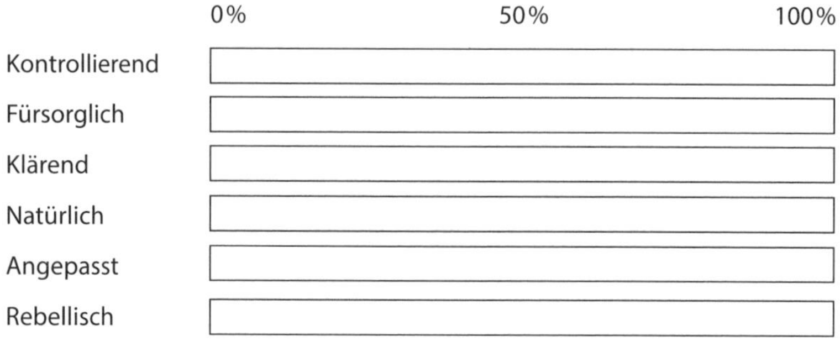

Sie haben nun herausgefunden, welche Verhaltensweisen Sie verinnerlicht haben und häufig in Ihrem Leben einsetzen. Es sind die Verhaltensweisen, deren Balken Sie zu 50 Prozent und mehr ausgefüllt haben. Sie erkennen außerdem, welche Verhaltensweisen für Sie eher schwer verfügbar sind und daher seltener zum Einsatz kommen (wenig ausgefüllte Balken). Die Werte des Erwachsenen-Ichs (klärend) zeigen an, auf welche Weise Sie die Realität um sich herum wahrnehmen und für welche Verhaltensweisen Sie sich entscheiden.

Abbildung 5.3 zeigt Ihnen in Form eines sogenannten Egogramms, wie das Ergebnis aussehen könnte. Jack Dusay bezeichnete die grafische Darstellung des Funktionsmodells als Egogramm. Die einzelnen funktionalen Anteile der Ich-Zustände werden in Form von Säulen beschrieben, wobei die Unterteilungen der Säulen mit dessen relativen Höhen jeweils für den Energielevel (Höhe und Tiefe) eines funktionalen Ich-Zustands stehen.

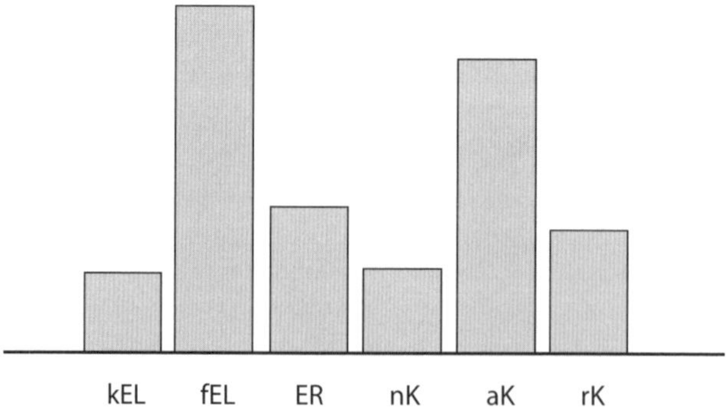

Abbildung 5.3: Beispiel für ein Egogramm

In diesem Beispiel verfügt jemand über wenig kontrollierende Verhaltensweisen (kEL) und höhere Anteile der Fürsorglichkeit (fEL). Die erwachsenen klärenden Verhaltensweisen (ER) werden durch mittelhohe Werte angezeigt, natürliche Verhaltensweisen (nK) sind gering und angepasste (aK) stark ausgeprägt. Das rebellische Verhalten (rK) steht nur mit geringeren Anteilen zu Verfügung.

Stellen wir uns dieses Profil im Kontext der Arbeitswelt vor: Wir sehen eine Person, die ihren Ärger eher still und durch Fernbleiben von Meetings und inoffiziellen Treffen ausdrückt. Die Person schimpft leise und nur hinter vorgehaltener Hand über die Missstände in der Firma. Sie ist stets auf das Wohlergehen der anderen Mitarbeiter in der Abteilung bedacht und besorgt beispielsweise unaufgefordert in den Pausen Kaffee für alle. Sie springt für erkrankte Kollegen oder jene, die Urlaub nehmen wollen, ein. Die Person passt sich ungeprüft und mit für sie verbundenen Nachteilen den betrieblichen Veränderungen in der Abteilung an. Eigene Bedürfnisse stellt sie hintan. Eigenen Wünschen geht sie selten nach. Zum Beispiel bewirbt sie sich nicht auf die intern frei gewordene Stelle in der Buchhaltung, obwohl sie schon lange mit einem Wechsel liebäugelt. Zu Hause ärgert sie sich allerdings sehr darüber und schimpft über ihre Vorgesetzte, weil diese sie nicht einmal wegen der frei gewordenen Stelle gefragt habe. Ein von anderen geäußertes Interesse daran, was dieser Person Freude bereiten würde und worauf sie Lust hätte, irritiert und verunsichert sie. Sie würde vermutlich angeben, darüber noch nicht nachgedacht zu haben. Wenn sie sich jedoch Zeit dafür nähme, würde sie einen Überblick über ihre Situation gewinnen und auch den Zugang zu ihren Wünschen und ihrem aktuellen Erleben finden.

So könnte ein solches Egogramm interpretiert werden. Durch die Testauswertung des Energieprofils wissen wir allerdings noch nicht, ob es sich bei den angegebenen Werten eher um negative und ineffektive oder positive und effektive Ausdrucksqualitäten handelt, die jemand im Alltags- und Berufsleben zeigt.

Was haben Sie *über sich* herausgefunden?

____

____

____

____

____

____

____

Anregung zur Selbstreflexion 14

Ich bin viele!

Womöglich haben Sie Lust, sich Ihre Energieverteilung hinsichtlich der negativen (ineffektiven) *und* positiven (effektiven) Ausdrucksqualitäten in einem zweiten Schritt einmal genauer anzuschauen. Beantworten Sie dazu bitte die folgenden Satzanfänge, allein oder auch im Austausch mit einem Freund oder einer Freundin. Gehen Sie auf Gedankenreise und überlegen Sie sich, wie und wann und vielleicht auch wie häufig Sie sich in welchen Situationen und Kontexten in Ihrem Leben kontrollierend, steuernd, fürsorglich etc. erleben. Es könnte sein, dass Ihnen die Beantwortung einiger Sätze leichter und die anderer schwerer fällt. Zu manchen Verhaltensweisen haben Sie mehr zu sagen, zu anderen weniger.

Welche Situationen, Personen oder Umstände führen dazu, dass Sie bestimmte Verhaltensweisen zeigen?

Wann, wie und wie häufig erlebe ich mich ...

kritisch-dominant?

____

____

____

steuernd- normativ?

____

____

____

überfürsorglich?

____

____

____

fürsorglich?

____

____

____

kooperativ?

überangepasst?

rebellisch?

wehrhaft und mutig?

unreif?

natürlich und frei?

klärend?

Vermutlich war es nicht leicht, zuzugeben, dass Sie sich öfter einmal dominant, rebellisch, unreif, überangepasst oder überfürsorglich verhalten, oder? Eventuell haben Sie auch festgestellt, dass Ihr Verhalten, Ihre Gefühle und Gedanken in manchen Situationen nicht wirklich zu den jeweiligen Gegebenheiten passten. In solchen Fällen sind wir altersmäßig „geschrumpft“. Die sogenannte Altersregression beschreibt das unbewusste und innerliche Abtauchen in ineffektive Eltern- und Kind-Ich-Zustände. Wir fühlen, denken und verhalten uns so wie das Kind, das wir damals waren und das die Botschaften der Eltern empfing. Bohne (2014) bezeichnet Altersregression als einen Zustand, in dem wir uns kleiner fühlen, als wir sind, und uns mit unserer Einstellung uns selbst gegenüber im Wege stehen.

Vielleicht ist Ihnen durch die obige Übung aber auch bewusst geworden, dass Sie sich in bestimmten Situationen durchaus angemessen, mutig und wehrhaft verhalten haben.

5.3 Die elf Ausdrucksstile

Verhaltensweisen, die wir früher selbst entwickelt oder übernommen haben, können sich als unzweckmäßig und negativ oder auch (durch den Erwachsenen-Ich-Zustand geklärt) als zweckmäßig und positiv herausstellen. Zweckmäßigkeit verstehe ich hier im Sinne der Wirksamkeit des Verhaltens: Erreiche ich durch dieses Verhalten, was ich möchte?

Aus welcher Perspektive wird die Bewertung dessen, was zweckmäßig und positiv und was unzweckmäßig und negativ ist, vorgenommen? Obgleich es Umstände und Verhaltensweisen gibt, die von unterschiedlichsten Menschen übereinstimmend positiv oder negativ gewertet werden, liegt die Bewertung ansonsten im Auge des Betrachters. Ganz nach Herman Hesse: „Meine Aufgabe ist es nicht, anderen das objektiv Beste zu geben, sondern das Meine so rein und aufrichtig wie möglich.“

Die nachfolgenden Ausdrucksstile des Verhaltens (geändert nach Temple 2007) stehen Menschen in unterschiedlicher Ausprägung und Gewichtung zur Verfügung. Wir drücken uns und unser inneres Erleben über die Stimme, die Körpersprache und das gesprochene Wort aus. Ich beschreibe diese Ausdrucksweisen im Folgenden, um durch sie die Vielfalt des Verhaltens der Menschen aufzuzeigen, erhebe dabei jedoch keinen Anspruch auf Vollständigkeit. Ich versehe die Verhaltensweisen jeweils mit einem Pluszeichen (+) für „positiv / zweckmäßig“ und einem Minuszeichen (–) für „negativ / unzweckmäßig“.

Im **überfürsorglichen Ausdrucksstil** (–) überschütten wir andere ungefragt mit unserer Hilfe. Wir sind zu tolerant, umsorgend und bieten anderen Unterstützung an, auch wenn diese nicht gewünscht oder nicht erfolgversprechend ist.
Oft erhalten wir dann auch nicht den erhofften Dank, sondern ernten Passivität oder Ärger. Mit unangemessener Unterstützung schränken wir andere ein und nehmen eine machtvolle Position ein. Unsere Stimme klingt zum Beispiel leise, mitleidend, besorgt. In Mimik und Gestik zeigen wir uns zugewandt, der Körper ist vorgebeugt, und verbal äußern wir uns beispielsweise so: „Mein Lieber / du Armer“, „Ich helfe dir mal!“, „Mach dir keine Sorgen!“, „Wir wollen doch nicht streiten!“.

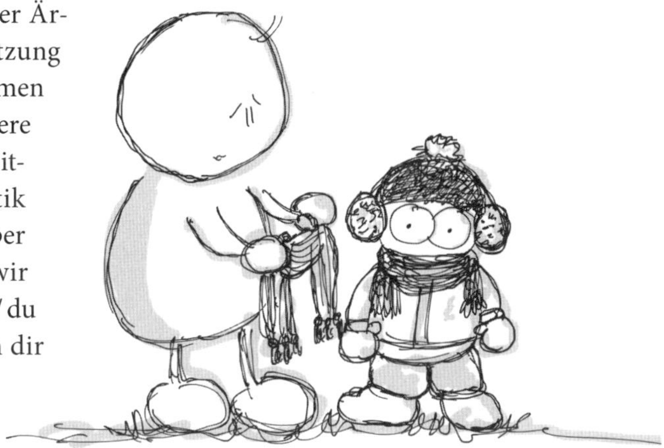

Im **fürsorglichen Ausdrucksstil** (+) zeigen wir uns den Gefühlen anderer gegenüber wertschätzend und achten auf unsere Bedürfnisse und die anderer Menschen in unserem Umfeld. Wir sind freundlich, mitfühlend und ermutigen andere, für sich selbst einzustehen. Wir zeigen Verständnis, geben Schutz, hören zu und bieten fragend unsere Unterstützung an. Unsere Stimme klingt zum Beispiel liebevoll, tröstend oder beruhigend. In Mimik und Gestik zeigen wir uns körperlich zugewandt und Schutz und positive Zuwendung gebend. Sprachlich drücken wir uns zum Beispiel so aus: „Gut!“, „Prima!“ oder „Darf ich dir helfen?“.

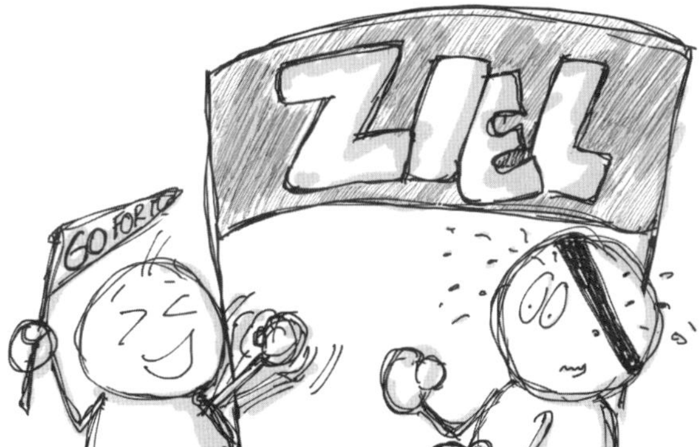

Im **kritisch-dominanten Ausdrucksstil** (–) zeigen wir uns rechthaberisch, strafend, kontrollierend, überkritisch, moralisch und autoritär. Wir fühlen uns überlegen und glauben, dass wir im Recht sind. Wir tadeln und finden bei anderen Menschen schnell Fehler. Unsere Stimme klingt zum Beispiel laut, streng, gepresst, ungeduldig oder herablassend. In Mimik und Gestik findet dies Ausdruck durch hochgezogene Augenbrauen, eine gerunzelte Stirn, ein erhobenes Kinn, hochgezogene Schultern und insgesamt eine steife und angespannte Körperhaltung. Wir äußern Sätze wie „Das macht man nicht!“, „Das ist ja kindisch!“ oder „Wie konntest du nur?!“ und verwenden moralisierende Kommentare und Verallgemeinerungen wie zum Beispiel: „man“, „sollen“, „müssen“, „nie“, „immer“, „ständig“, „lächerlich“.

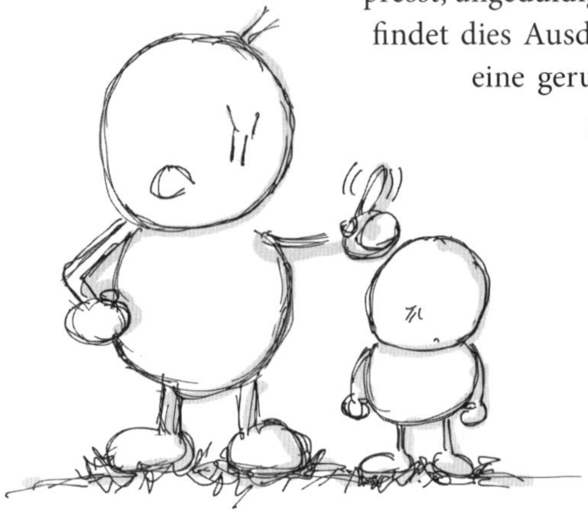

Im **steuernd-normativen Ausdrucksstil** (+) geben wir Orientierung und bieten Struktur an. Wir stärken die Motivation und das Vertrauen bei anderen. Wir setzen klare Grenzen, treffen Entscheidungen und äußern eigene Erwartungen und Wünsche. Wir üben konstruktive Kritik. Wir vertrauen auf die Potenziale anderer und bieten Anregung, Anleitung und Inspiration. Wir geben anderen Menschen die benötigte Hilfe für die Umsetzung. Unsere Stimme klingt zum Beispiel respektvoll, klar und bestimmt. Wir haben eine aufrechte Körperhaltung und stehen im Blickkontakt zu unserem Gegenüber. Sprachlich drücken wir uns respektvoll, klar und bestimmt aus. Unsere Sätze sind ruhig, sachlich und objektiv.

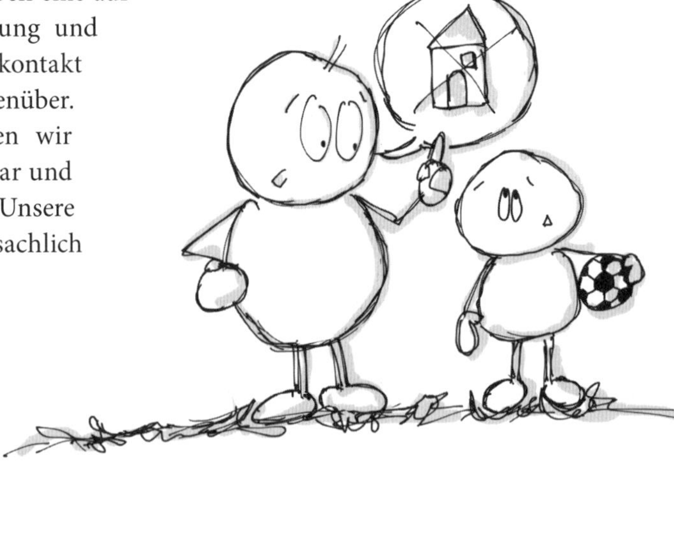

Im willkürlich **unreifen Ausdrucksstil** (–) achten wir nicht auf die Auswirkungen unseres Handelns. Wir handeln unüberlegt, egoistisch und selbstsüchtig. Wir verhalten uns rücksichtslos und andere gar gefährdend. Wir neigen zu impulsiven und unkontrollierten Gefühlsausbrüchen und verlieren dabei die Bedürfnisse anderer aus dem Blick. Unsere Stimme klingt zum Beispiel laut, energisch oder erregt. Wir schreien schnell und zeigen uns körperlich ungehemmt und unkontrolliert, indem wir beispielsweise während einer Teambesprechung wütend einige auf dem Tisch liegende Gegenstände hinunterwerfen. Man hört uns oft fluchen („Scheiße!“, „So ein Mist!“) und fordern („Ich will …!“, „Ich will nicht!“), und wir verwenden häufig das Pronomen „ich“.

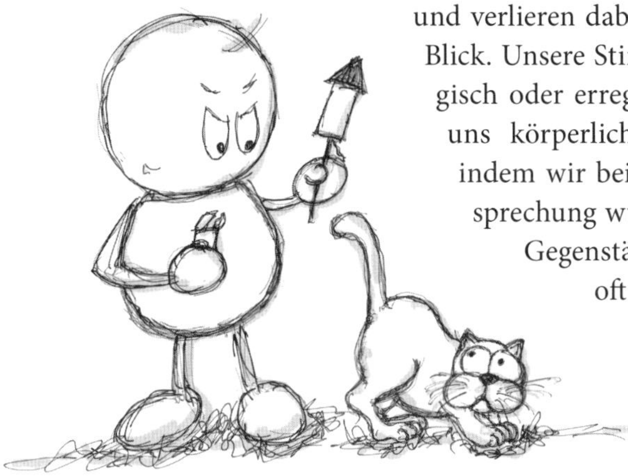

Im **natürlichen Ausdrucksstil** (+) zeigen wir uns spontan, neugierig und genießerisch. Wir nehmen eine offene Haltung ein und bewahren unsere Kreativität. Wir haben Zugang zu unserer Energie und zu unserer Vitalität. Wir drücken Gefühle wie Freude, Trauer, Ärger und Wut ohne innere Zensur, zu unserer Persönlichkeit und dem jeweiligen Kontext passend aus. Unsere Stimme klingt zum Beispiel hell und frei bei Freude. Körperlich zeigen wir uns je nach Stimmungslage entspannt und spielerisch oder auch angespannt und betroffen, stets verbunden mit einem zu dem jeweiligen Gefühl passenden Gesichtsausdruck: traurig, freudig, ärgerlich, ängstlich, neugierig, Ekel oder Schmerz empfindend. Sprachlich drücken wir uns ebenfalls klar aus: „Schön!“, „Klasse!“, „Toll!“, „Ich mag …!“, „Ich mag nicht …!“, „Ich bin sauer / traurig / wütend / ängstlich, weil …“.

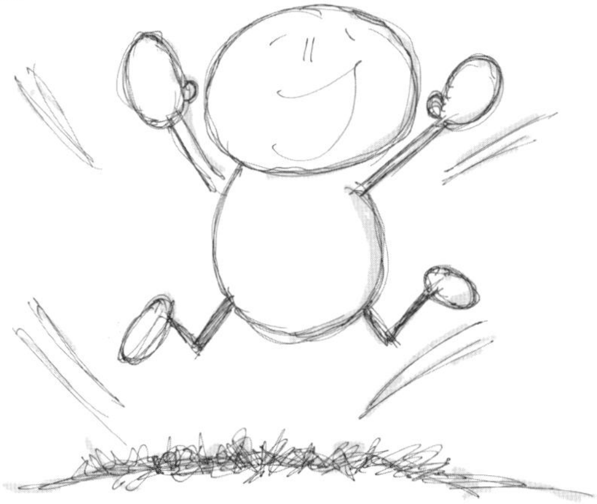

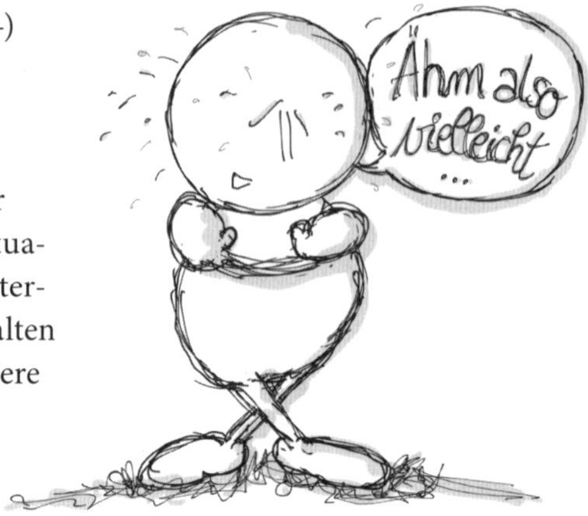

Im **überangepassten Ausdrucksstil** (–) fügen wir uns häufig den Wünschen anderer und versuchen, anderen zu gefallen. Oft sind wir nervös und fürchten uns davor Fehler, zu machen. Wir zeigen uns dann beschämt. In vielen Situationen reagieren wir unterlegen und unterwürfig. Im Kontakt mit anderen verhalten wir uns schüchtern und ängstlich. Unsere Stimme klingt zum Beispiel monoton, demütig, zerknirscht, weinerlich, leise, zu sanft oder bettelnd. In Mimik und Gestik zeigen wir uns traurig, schmollend, angespannt, geduckt, mit schräger Kopfhaltung, hängenden Schultern oder gesenktem Blick. Sprachlich drücken wir uns wage aus: „vielleicht", „hoffentlich", „Ich kann / weiß nicht …", „Ich versuche …".

Im **kooperativen Ausdrucksstil** (+) zeigen wir uns in einer sozial verträglichen Weise. Wir sind bereit, uns anzupassen, wenn es der Rolle, der Person oder der Sache dienlich ist. Wir können zuhören und verhandeln und positive Kompromisse schließen. Wir erwarten uns gegenüber den gleichen Respekt, den wir auch anderen entgegenbringen. Wir sind hilfreich und rücksichtsvoll in Situationen, in denen Anpassung wirkungsvoll ist. Wir verhalten uns selbstsicher und nehmen Rücksicht. Unsere Stimme ist bestimmt und moduliert. In Mimik und Gestik zeigen wir uns körperlich gespannt, in einer aufmerksamen und aufrechten Körperhaltung und mit einer wohldosierten Spannung. Sprachlich drücken wir uns höflich, aber selbstbewusst aus: „bitte", „danke", „Darf ich …?", „Das ist meine Idee dazu", „Mein Vorschlag wäre …", „In Ordnung, dann …".

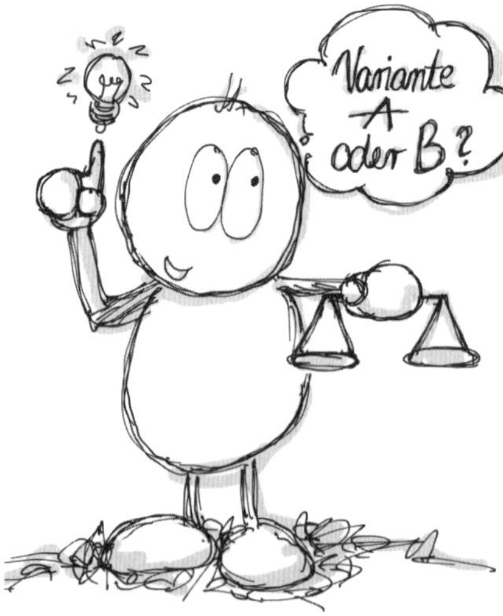

Im **rebellischen Ausdrucksstil** (–) zeigen wir unsere Anti-Haltung. Wir bewegen uns gegen etwas oder gegen jemanden und sind in einer Haltung zwischen Sturheit, passiv-aggressiver oder direkter aggressiver Rebellion. Je nach Situation und innerer Konstellation wechseln wir von einem Stil in den anderen. Wir zeigen uns verstockt, verweigernd oder aufbegehrend. Unsere Stimme klingt zum Beispiel widerspenstig, trotzig, mürrisch oder kämpferisch. Körperlich zeigen wir uns verschlossen, angriffslustig, mit hochgezogenen Augenbrauen und einem übertriebenen Selbstbewusstsein. Sprachlich drücken wir uns unkooperativ und abwehrend aus: „Ich denke nicht daran!“, „Von wegen …!“, „Das lasse ich mir nicht gefallen!“, „Hör bloß auf!“, „Ist mir doch egal!“, „Das geht Sie überhaupt nichts an!“.

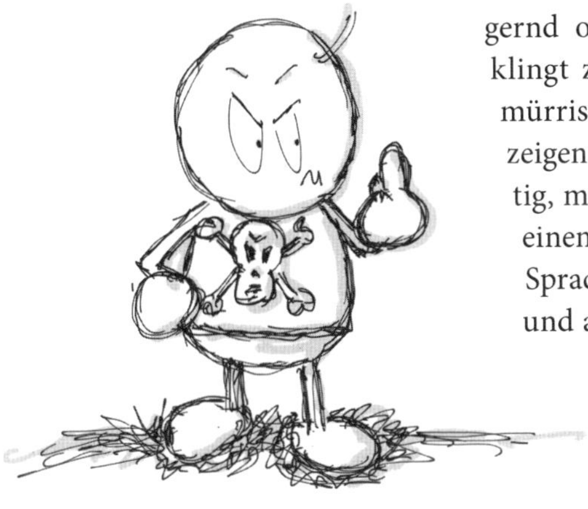

Im **wehrhaften Ausdrucksstil** (+) zeigen wir uns kraftvoll und für unsere Belange einstehend. Wir wehren unpassende und angreifende Situationen ab und trauen uns, unsere Meinung zu sagen. Wir halten Angriffen stand und zeigen uns mutig in der Verteidigung. Wir sind wehrhaft, können uns behaupten und bieten unserem Gegenüber Kontra, wenn es die Situation erfordert. Unsere Stimme ist abgrenzend und fordernd. Körperlich zeigen wir uns entschlossen, mit direktem Blickkontakt und selbstbewusster und aufrechter Körperhaltung. Sprachlich drücken wir uns klar und positionierend aus: „Nein!“, „Das sehe ich anders!“, „So nicht!“, „Meine Meinung ist …“.

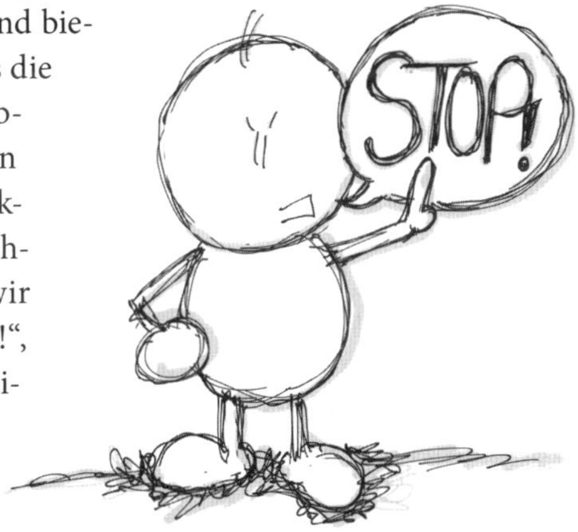

Im und mit dem **klärenden Ausdrucksstil** haben wir die Wahl zwischen mehreren Handlungsalternativen. Wir erfassen die Realität, schätzen sie ein und reagieren auf das, was uns im Leben begegnet. Wir sind wachsam und wahrnehmend und erschließen uns die Welt mit allen Sinnen. Wir reagieren im Hier und Jetzt auf die Menschen um uns herum, die Situation, in der wir uns aktuell befinden, den Kontext, der uns umgibt, auf die Themen, mit denen wir beschäftigt sind, und auf die Ziele hin, die wir uns gesetzt haben. Sprachlich, stimmlich und in Gestik und Mimik nutzen wir mit dem klärenden Ausdrucksstil die Möglichkeiten, die uns die fünf positiven / effektiven Ausdrucksstile bieten.

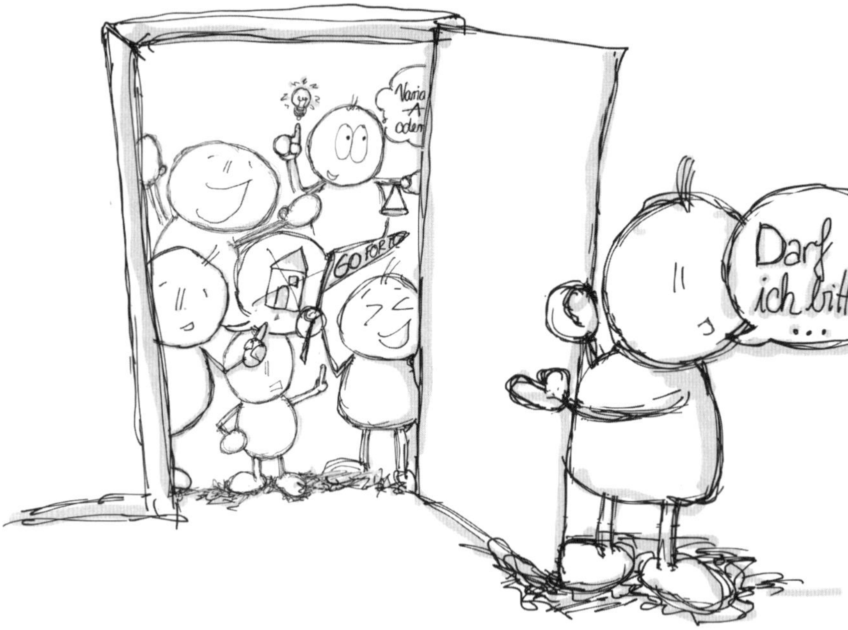

Haben Sie den Unterscheid wahrgenommen zwischen

- dem kritisch-dominanten und dem steuernd-normativen Ausdrucksstil?
- dem überfürsorglichen und dem fürsorglichen Ausdrucksstil?
- dem unreifen und dem natürlichen Ausdrucksstil?
- dem überangepassten und dem kooperativen Ausdrucksstil?
- dem rebellischen und dem wehrhaften Ausdrucksstil?

Mit dem klärenden Ausdrucksstil nehmen wir eine „marsianische“ Haltung ein, in der wir unvoreingenommen wahrnehmen, was ist, und das Leben weitestgehend objektiv betrachten. Die Formulierung marsianische Haltung ist zeitgeschichtlich zu sehen: Zu Bernes Zeit wurde der Mars entdeckt und über Marsmenschen spekuliert. Zudem kam die Frage auf, wie wohl ein Marsmensch unsere Erde und uns Menschen betrachten würde: Wir schauen uns genau an, was ist, fragen uns, was uns wichtig und wertvoll erscheint, auf welche Art und Weise wir Entscheidungen durchführen und auf was wir Lust haben. So bringen wir unsere Bedürfnisse mit den Möglichkeiten unserer Umgebung in Einklang. Wir fällen Entscheidungen darüber, welche Verhaltensweisen wir aktuell einsetzen wollen. Auf diese Art und Weise steigen wir aus unserem unbewussten Lebensplan (Skript, vgl. Abschnitt 4.2) aus und werden zu aktiven Gestaltern unseres Lebens – und dies immer wieder neu. Die neu gewählten Ausdrucksqualitäten haben nichts mehr mit alten übernommenen oder alten selbst entwickelten kindlichen oder elterlichen Verhaltensweisen zu tun, sondern sind lebendiger, stimmiger und aktueller Ausdruck der jeweiligen Person. Nutzen Sie Ihre Erfahrungen, die Sie in der Vergangenheit gemacht haben und die bisher im Eltern-Ich-Zustand oder Kind-Ich-Zustand verschlossen waren, und entschlüsseln Sie sie. Bringen Sie sie in eine aktuelle und passende Form. Wahrhaftig eine große Aufgabe, oder!? Überlegen Sie sich für Sie passende und umsetzbare Teilprojekte, die Sie dann in Ihrem Tempo angehen. Vereinzelt kann es sinnvoll sein, sich dabei Wegbegleitung und Unterstützung in Form einer Beratung oder Therapie zu holen.

Auf den folgenden Seiten werden Sie mithilfe der Anregungen zur Selbstreflexion eingeladen, sich in kleinen Schritte der Veränderung zu nähern.

Wie das Beispiel von Herrn Müller (Seite 89) gezeigt hat, ist der Zugang zum klärenden Erwachsenen-Ich und den damit verbundenen vielfältigen Denk-, Fühl- und Verhaltensweisen oftmals versperrt. Auch Monika L., eine Klientin von mir, nutzte anfänglich das ihr zur Verfügung stehende Potenzial nicht ausreichend:

BEISPIEL

Frau L., eine ältere und erfahrene Leitungskraft, kam mit ihren beiden jüngeren Mitarbeiterinnen, die erst seit Kurzem an ihrem Arbeitsplatz tätig waren, zu einem ersten Termin zu mir. Mit erhobener Stimme, strengem Gesichtsausdruck und in einem sehr lauten und energischen Ton meinte sie voller Überzeugung: „Man muss die Mitarbeiter hart anfassen, sonst tanzen sie einem auf der Nase herum. Dann machen sie, was sie wollen. Aber nicht mit mir!“ Es war nicht schwer zu erkennen, dass die Leitungskraft aus ihrer Rolle heraus kritisch-dominantes Verhalten zeigte. Die beiden wesentlich jüngeren Mitarbeiterinnen zuckten zusammen. Eine von ihnen blickte beschämt auf den Boden. Die andere sah mich mit großen Augen hilfesuchend an. Beide schwiegen und verhielten sich überangepasst und ängstlich.

Frau L. verhielt sich übergriffig und herablassend gegenüber ihren Mitarbeiterinnen. Sie hätte anstelle von Kritik auch fürsorgliche Verhaltensweisen zeigen und die Mitarbeiterinnen fragen können, ob sie Hilfe benötigen, um sich bald an ihren Arbeitsplätzen sicherer zu fühlen. Sie hätte außerdem auf eher steuernde Verhaltensweisen zurückgreifen und den Mitarbeiterinnen auf den Kontext bezogene und angemessene Arbeitsvorgaben zur Orientierung geben können.

Wenn Monika L. ihren Mitarbeiterinnen gegenüber strukturierend aufgetreten wäre, Grenzen gesetzt, ihre Erwartungen mitgeteilt und auf konstruktive Art und Weise Kritik geäußert hätte, wäre sie mit der aktuellen Realität in Kontakt getreten und hätte ihren Erwachsenen-Ich-Zustand genutzt. Die Leitungskraft hätte sich ihren Ängsten vor Kontrollverlust und der Befürchtung, dass andere ihr möglicherweise „auf der Nase herumtanzen", stellen und dabei entdecken können, dass dies alte übernommene oder alte selbst entwickelte Gefühle sind.

Potenzialentfaltung heißt, die Realität einzuschätzen und sich Zugang zu allen positiven und funktionalen Ausdrucksqualitäten zu verschaffen:

- fürsorglich und nährend
- steuernd und strukturgebend
- frei und spontan
- kooperativ und anpassungsfähig
- mutig und wehrhaft
- klärend

5.4 Talententfaltung durch Neuorganisation der Ich-Zustände

Lernen Sie die Inhalte Ihres Eltern- und Kind-Ichs kennen und Zeittrübungen aufzulösen. Setzen Sie stattdessen stimmige Denk-, Fühl- und Verhaltensweisen ein.

- Ihre verborgenen Talente werden *über das Denken erkennbar*, indem Sie sich an Ihre bisher unbewussten Anteile erinnern (vgl. Anleitung zur Selbstreflexion 11, Seite 77) und sie für sich erschließen. Dadurch setzen Sie Ihre Erinnerungen in einen neuen Bezugsrahmen. Neue Erfahrungen und neues Wissen werden abgespeichert.
- Ihre verborgenen Talente werden *über das Fühlen spürbar*, indem Sie Achtsamkeit für Ihre Gefühle entwickeln, neue „Gefühlsweisen" zulassen und den Gefühlen, auch auf körperlicher Ebene, Ausdruck verleihen.

- Ihre verborgenen Talente werden *über das Verhalten erfahrbar*, indem Sie sich für neue Erfahrungen öffnen und neues Verhalten ausprobieren; indem Sie sich mutig und quer zu Ihrem bisherigen „System" verhalten und neugierig auf die Resonanz bleiben.

Probieren Sie mithilfe der folgenden Anregung zur Selbstreflexion aus, in eine Neuorganisation Ihrer Ich-Zustände einzusteigen. Nehmen Sie sich dafür Zeit. Legen Sie gern beim Lesen und zwischen den Übungen einige Pausen ein. Lassen Sie die Ergebnisse und Ihre Gedanken dazu auf sich wirken. Geben Sie sich und den entstehenden Gefühlen Raum.

Anregung zur Selbstreflexion 15

Früher und heute

Ich schlage Ihnen vor, sich an eine zurückliegende Stress- oder Konfliktsituation zu erinnern, die bis heute in Ihnen nachklingt. Eine Situation, mit deren Ausgang Sie nicht zufrieden waren oder sind. Eine Begebenheit, die für Sie anders und für alle Beteiligten besser hätte ausgehen können.

- Was *denken* Sie über die Situation und die Beteiligten?

  ____

  ____

  ____

- Welche *Emotionen* begleiten diese Situation?

  ____

  ____

  ____

- Wie haben Sie sich *verhalten?*

  ____

  ____

  ____

Falls Sie mögen, schließen Sie die Augen und atmen Sie ein paarmal tief ein und aus. Stellen Sie sich anschließend die folgende Frage und lassen Sie innere Bilder dazu entstehen: „Passt meine Denk-, Fühl- und Verhaltensweise zu der ausgewählten Stress- oder Konfliktsituation, oder habe ich Denk-, Fühl- und Verhaltensweisen aus der Vergangenheit aktiviert?"

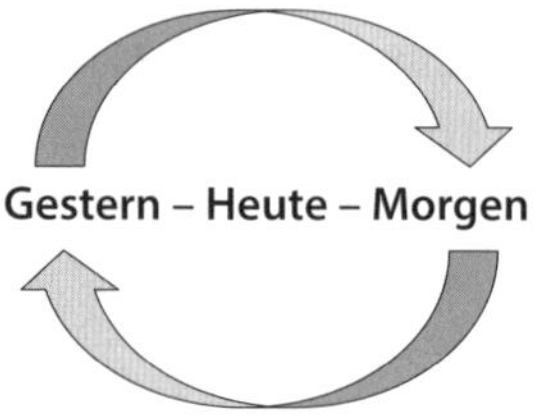

Entwicklung wird möglich, wenn Sie sich in das Spannungsfeld zwischen „früherer und aktueller" Welt begeben. Alte gelebte Beziehungserfahrungen werden reflektiert, überprüft, aktualisiert und ins Hier und Heute übertragen. Latente Talente werden dann zur Entfaltung kommen. Kreieren Sie für sich passende Lösungen und lassen Sie sich von neuen Einsichten und Erkenntnissen leiten. Nehmen Sie erneut die zurückliegende Begebenheit, die für Sie anders und für alle Beteiligten besser hätte ausgehen sollen, als Vorlage für die weiterführenden Fragen:

- Passen meine *Gedanken* aktuell in diesen Kontext? Welche andersartigen Gedanken wären auch möglich?

- Kenne ich das *Gefühl*, das ich in diesem Kontakt habe? Welche anderen Gefühle wären auch möglich?

- Ist meine *Verhaltensweise* in diesem Kontext stimmig? Oder welches andere Verhalten wäre auch möglich?

Welche Verhaltensweisen möchten Sie gegenwärtig verändern? Da es leichter ist, neue Verhaltensweisen hinzuzufügen und zu stärken, als inneffektive Verhaltensmuster abzulegen, wählen Sie aus, welches Verhalten Sie zukünftig *häufiger* zeigen wollen. Ganz nach dem Motto: Von dem, dem wir uns bewusst zuwenden, bekommen wir mehr. Möchten Sie lustvoller und lebendiger durchs Leben gehen? Oder wollen Sie lernen, mutiger zu sein und sich mehr nach Ihren Werten zu richten? Oder würden Sie gern anderen mehr Orientierung geben? Wenn Sie mögen, beschreiben Sie etwas genauer, durch welche Maßnahmen und Verhaltensänderungen Sie welche Verschiebung vornehmen möchten.

Was haben Sie über sich herausgefunden?

6. Lebensgrundeinstellungen verstehen

Mit Lebensgrundeinstellungen sind unsere inneren Einstellungen bzw. Wertesysteme gemeint, die wir aufgrund gesammelter Erfahrungen entwickelt haben. Es handelt sich dabei um eine existenzielle Haltung, die ein Mensch sich selbst, anderen und der Welt gegenüber einnimmt und die als innerer Bezugspunkt für Entscheidungen und Verhaltensweisen dient. Das Modell der Lebensgrundeinstellung hilft uns, unsere eigene innere Haltung und die der anderen besser zu verstehen. In welcher Haltung begegnen Sie Freunden, Kollegen, Mitarbeitern, Familienmitgliedern? Mit welcher Haltung schauen Sie in Ihre private und berufliche Zukunft?

> „Menschen werden als Prinzen und Prinzessinnen geboren, bis ihre Eltern sie in Frösche verwandeln."
> (Eric Berne)

Eric Berne ging davon aus, dass die Menschen als Prinzen und Prinzessinnen geboren werden, bis ihre Eltern sie in Frösche verwandeln. Der Mensch wird in einer Position des Urvertrauens geboren. Er ist von Natur aus okay und fähig, mit sich selbst, anderen Menschen und der Welt in Harmonie zu leben. Das entspricht der Grundeinstellung: „Ich bin o.k. und du bist o.k." Berne sprach von tiefen Schichten des Menschen, in denen er zu „natürlicher Geselligkeit und Sexualität, voll spontaner Freude an Arbeit und fähig zur Liebe" sei. Und erst durch die Unterdrückung dieser liebevollen Schicht des menschlichen Wesens würde das „Freudianische Unterbewusste" einen Raum finden, in dem beispielsweise Gier, Neid und weitere Untugenden aller Art regieren (vgl. Steiner 1978, S. 15).

Eine Grundeinstellung wird in der frühen Kindheit (drittes bis siebtes Lebensjahr) eingenommen und beruht auf prägenden Erlebnissen, die in dieser Zeit gemacht wurden. Ich gehe davon aus, dass schon eine pränatale Prägung stattfindet und dass die Erfahrungen des Geburtsvorgangs Einfluss auf unsere Lebensgrundeinstellung nehmen. Ein Säugling steht in einem Abhängigkeitsverhältnis zur Mutter oder zu einer anderen engen Bezugsperson und dadurch in stetigem Kontakt. Von dem Moment an, in dem ein Kind sich als getrennt begreift (etwa gegen Ende des ersten Lebensjahres) und seine Identität zu entwickeln beginnt, ist es davon abhängig, was seine unmittelbaren Bezugspersonen ihm vorleben und wie sie sich ihm gegenüber verhalten: fürsorglich, feindselig, fordernd, erlaubend, hilflos etc. Eine Bedrohung des Okay-Gefühls tritt ein, wenn sich in dieser Beziehung zeigt, dass es keinen fortwährenden sicheren Schutz und keine dauerhafte Zuwendung gibt. Nehmen wir an, ein Säugling erlebt wiederholt, dass sein Schreien nicht gehört wird. Seine Bedürfnisse werden nicht beachtet. Das denkt es nicht, es fühlt jedoch Frustration und Angst. Diese Erfahrungen mangelnder Bedürfnisbefriedigung können beim Kind

Lebensgrundeinstellungen bilden unsere Bindungserfahrungen ab.

zu der Schlussfolgerung führen, dass es selbst oder sein Bedürfnis nicht in Ordnung ist.

Manche Kinder resignieren bereits im Säuglingsalter aufgrund der permanenten Missachtung ihrer Bedürfnisse und einer fehlenden emotionalen Spiegelung durch ihre Bezugspersonen. (Wenn Sie noch mehr über die Bindungstheorie in den frühen Kindheitsjahren erfahren möchten, empfehle ich Ihnen die Literatur von John Bowlby.)

Die erfüllenden oder nicht erfüllenden Erfahrungen mit der Bindungsperson vermitteln einem Säugling unterschiedliche Botschaften:

- „Mit mir ist alles in Ordnung“ oder „Mit mir stimmt etwas nicht“.
- „Mit dir ist alles in Ordnung“ oder „Mit dir stimmt etwas nicht“.

Aus diesen frühen Erfahrungen lassen sich vier existenzielle Lebensgrundeinstellungen ableiten:

- Ich bin o.k. und du bist o.k.
- Ich bin nicht o.k. und du bist o.k.
- Ich bin o.k. und du bist nicht o.k.
- Ich bin nicht o.k. und du bist auch nicht o.k.

6.1 Wie wir die Welt sehen: die vier Grundeinstellungen in der Praxis

Wir blicken also mit unterschiedlichen Haltungen auf uns, die anderen Menschen und die Welt: Sind wir gewünscht oder unerwünscht? In unserem Sein akzeptiert oder nicht akzeptiert? Fühlen wir uns angenommen oder abgelehnt?

Im Folgenden finden Sie die Beschreibung des Denkens, Fühlens und Verhaltens, die sich aus diesen vier Grundeinstellungen ergeben, und Beispiele dafür, wie sich die jeweilige Grundeinstellung in der Praxis zeigt:

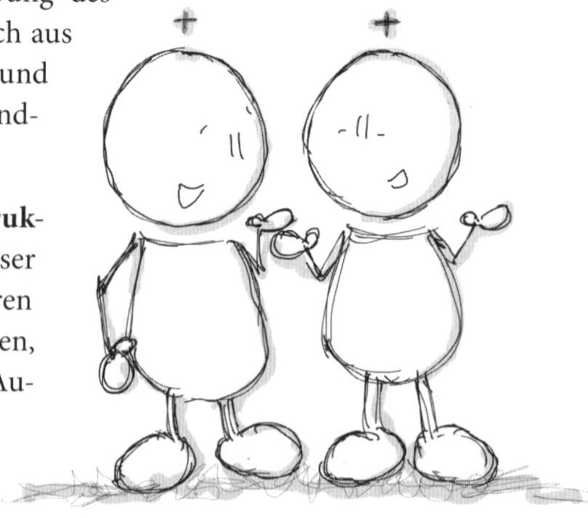

Ich bin o.k. und du bist o.k. – die konstruktive Grundeinstellung (+/+). Mit dieser Grundeinstellung *fühlen* Sie sich anderen gegenüber nicht unterlegen oder überlegen, Sie befinden sich ihnen gegenüber auf Augenhöhe. Sie stehen zu Ihren eigenen Ansichten, Bedürfnissen und Gefühlen und gestehen diese auch den anderen zu. Sie *denken:* „Ja, das habe ich falsch gemacht“ oder „Ich möchte noch mal mit Ihnen darüber sprechen“. Sie *verhalten* sich also eher konstruktiv, respektvoll und lösungsorientiert. Sie sind vielleicht mit dem Verhalten einer anderen Person nicht einverstanden, werten sie jedoch nicht in ihrem Sein ab.

BEISPIEL

Beate H. ist als Leiterin einer Kindertagesstätte mit einer Entscheidung der Regionalleitung zum Thema „Bildungsauftrag in der Krippenpädagogik“ nicht einverstanden. Sie hat ein paar gute Ideen dazu und möchte diese der Regionalleitung mitteilen. Sie sucht daher das Gespräch, greift zum Telefon und bespricht die Sache mit der Regionalleitung.

Ich bin nicht o.k. und du bist o.k. – das Unterlegenheitsgefühl (–/+). Mit dieser Grundeinstellung *fühlen* Sie sich anderen gegenüber unterlegen und zweifeln an Ihren Fähigkeiten und Kräften. Sie verwenden Energie darauf, Unterstützung von anderen zu erhalten. Sie *denken:* „Ob ich das wohl hinbekommen werde?“ oder „Der andere kann das bestimmt besser als ich“. Sie *verhalten* sich eher unterwürfig, zurückhaltend, um Unterstützung bittend, und ziehen sich zurück. Bei Angriffen neigen Sie eher dazu, sich zu entschuldigen, als sich zu verteidigen.

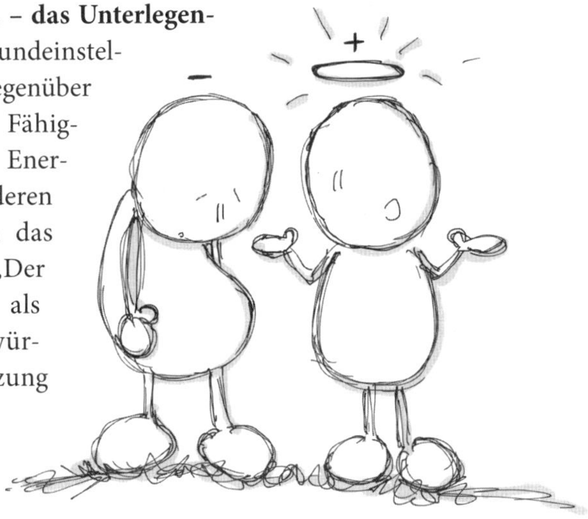

BEISPIEL

Beate H. ist als Leiterin einer Kindertagesstätte mit einer Entscheidung der Regionalleitung zum Thema „Bildungsauftrag in der Krippenpädagogik“ nicht einverstanden. Sie denkt jedoch, dass die Regionalleitung schon gute Gründe für ihre Entscheidung haben wird und dass diese sich sicherlich viel besser mit dem Thema auskennt als sie selbst. Sie greift zum Telefon und teilt der Regionalleitung mit, dass sie mit der Entscheidung selbstverständlich einverstanden ist.

Ich bin o.k. und du bist nicht o.k. – das Überlegenheitsgefühl (+ / –). Mit dieser Grundeinstellung *fühlen* Sie sich überlegen und verantwortlich und halten Ihr Gegenüber für nicht so kompetent und belastbar. Sie begegnen anderen herablassend. Sie *denken* in solchen Momenten: „Wenn derjenige dies oder jenes so wie ich machen würde, dann würde es klappen." Sie *verhalten* sich anderen gegenüber also eher von oben herab, kämpferisch, negativ kritisierend und abwertend. Sie mischen sich gern und ohne abzuwägen, ob es angebracht ist, in die Angelegenheiten anderer ein oder bieten ungebeten Ihre Hilfe an.

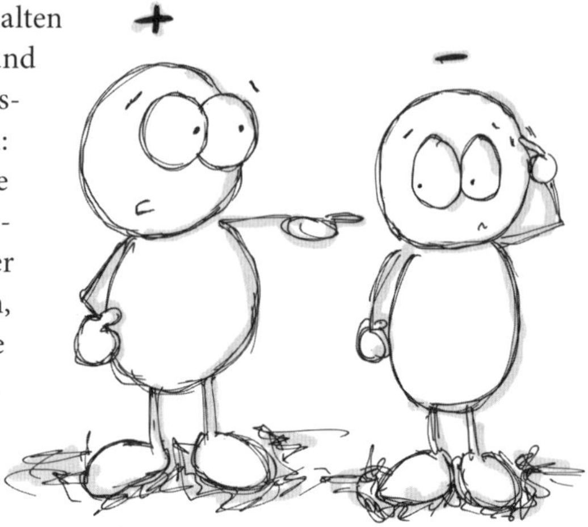

BEISPIEL

Beate H. ist als Leiterin einer Kindertagesstätte mit einer Entscheidung der Regionalleitung zum Thema „Bildungsauftrag in der Krippenpädagogik" nicht einverstanden. Sie denkt, dass die Regionalleitung mal wieder eine ihrer „blöden" Ideen umsetzen will und dass sie dabei nicht mitspielen wird. Diese Entscheidung der Regionalleitung wird nicht die letzte sein, denkt sie sich, greift energisch zum Telefon und freut sich darauf, der Regionalleitung deren Fehler aufzuzeigen.

Ich bin nicht o.k. und du bist nicht o.k. – Kann mit sich und anderen nichts anfangen (– / –). In dieser Grundeinstellung *fühlen* Sie sich nutzlos und erleben das Dasein als sinnlos. Sie können zu diesem Zeitpunkt auch der Existenz anderer keine Anerkennung entgegenbringen. Sie *denken:* „Das schaffe ich nie" oder „Die anderen könnten mir auch nicht helfen". Sie *verhalten* sich in dem Moment eher energielos, passiv und reaktiv. Sie bleiben in Problemen stecken. Alles scheint aussichtslos.

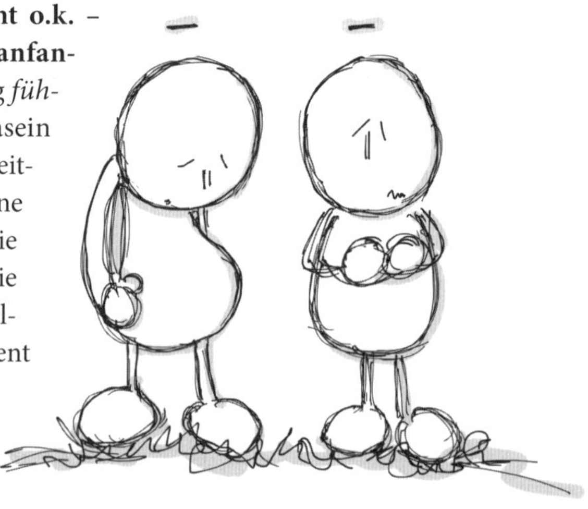

BEISPIEL

Beate H. ist als Leiterin einer Kindertagesstätte mit einer Entscheidung der Regionalleitung zum Thema „Bildungsauftrag in der Krippenpädagogik“ nicht einverstanden. Sie denkt, dass die Regionalleitung mal wieder eine Idee umsetzen will und dass dabei eh nichts Gutes herauskommen wird. Sie glaubt, dass es keinen Sinn macht, die eigenen Einwände der Regionalleitung mitzuteilen. Sie greift daher erst gar nicht zum Telefon, sondern zieht sich schmollend zurück.

Prüfen Sie bitte einmal (allein oder mit einem Partner), welche der folgenden Sätze Ihnen leicht oder eher schwer über die Lippen geht. Sagen Sie die Sätze in beliebiger Reihenfolge mehrmals hintereinander laut auf und lassen Sie sie nach dem Aussprechen und dem Hören einen Moment lang nachwirken:

- „Ich darf lernen, und du auch!“
- „Ich mache das schon!“
- „Ich kann das nicht!“
- „Das hat ja doch alles keinen Sinn!“

Welcher Satz kommt Ihnen bekannt vor oder fühlt sich vertraut für Sie an, weil Sie ihn vielleicht schon des Öfteren gedacht oder geäußert haben? In diesen zeigt sich eventuell Ihre „bevorzugte“ Lebensgrundeinstellung. Sicherlich haben Sie bemerkt, dass den Sätzen die Grundeinstellungen zugeordnet werden können:

- Ich darf lernen und du auch! (+ / +)
- Ich mache das schon! (+ / –)
- Ich kann das nicht! (– / +)
- Das hat ja doch alles keinen Sinn! (– / –).

An dieser Stelle können Sie die Auswertung aus dem Selbstanalysebogen (ab Seite 55) für das Konzept der Lebensgrundeinstellung vornehmen. Wenn Sie alle Fragen beantwortet haben, können Sie hier nun Ihre Werte aus dem Bogen passend zu den jeweiligen Aussagen eintragen. Falls Sie sich entschieden hatten, den Bogen nicht auszufüllen, können Sie es jetzt tun. Die Auswertung des Tests zu den Grundeinstellungen zeigt Ihnen, in welcher der Grundeinstellungen Sie „beheimatet“ sind. Je höher Ihre Punktzahl in einem der Felder ist, desto höher ist die Wahrscheinlichkeit, dass Sie Ihre „bevorzugte“ Lebensgrundeinstellung gefunden haben.

Testauswertung: Ihr O.k.-Profil

(+ / +)

Aussage	24	34	61	62	63	64	65	
								Total

(– / +)

Aussage	5	10	55	57	74	84	101	
								Total

(+ / –)

Aussage	77	78	79	80	81	82	83	
								Total

(– / –)

Aussage	15	25	66	67	68	69	70	
								Total

Tragen Sie Ihre Werte zusätzlich gern grafisch ein. Sie stellen damit dar, wie hoch die jeweilige Wahrscheinlichkeit ist, dass Sie eine der vier Lebensgrundpositionen einnehmen. Die maximale Punktzahl in jeder Sparte ist 28, somit entsprächen 28 Punkte 100 Prozent.

	0% 50% 100%
Ich bin o.k. – du bist o.k. (+ / +)	
Ich bin nicht o.k. – du bist o.k. (– / +)	
Ich bin o.k. – du bist nicht o.k. (+ / –)	
Ich bin nicht o.k. – du bist nicht o.k. (– / –)	

6.2 Grundeinstellungen und ihr Einfluss auf Veränderungs- und Entscheidungsprozesse

Transaktionsanalytiker unterscheiden zwischen der Lebensgrundeinstellung als existenzieller Grundeinstellung und der situativen Einstellung. Die vier Grundeinstellungen, die jemand gegenüber sich und anderen einnimmt, können in ein Verhaltensgitter eingetragen (vgl. Ernst 1971, S. 33–42) und mit bestimmten Verhaltensweisen verbunden werden (wie in Abbildung 6.1 dargestellt). Zu welchen Verhaltensweisen neigen Sie? Finden Sie sich in den Zuordnungen wieder?

Du bist o.k.

Ich bin nicht o.k.

–/+ **fliehen** ■ vor Konfliktsituationen ■ vor Entscheidungen ■ vor Problemen	+/+ **kooperieren** ■ in Konfliktsituationen ■ in Entscheidungsprozessen ■ bei Problemen
–/– **stecken bleiben** ■ in Konfliktsituationen ■ in Entscheidungsprozessen ■ im Problem	+/– **angreifen** ■ in Konfliktsituationen ■ bei Entscheidungen ■ das Problem

Ich bin o.k.

Du bist nicht o.k.

Abbildung 6.1: Die vier Grundeinstellungen mit den dazugehörigen Verhaltensweisen

In der Testauswertung zeigt sich, zu welchen Verhaltensweisen Sie zum Beispiel in Veränderungs- und Entscheidungsprozessen neigen. Passt das Ergebnis aus dem Test zu Ihrer aktuellen Lebenssituation und zu Ihren gewohnten Verhaltensweisen? Neigen Sie zum Beispiel in Stress,- Konflikt- und Veränderungsprozessen eher dazu,

- wegzulaufen bzw. sich zurückzuziehen?
- anzugreifen bzw. andere zu bedrängen?
- stecken zu bleiben bzw. zu erstarren?
- zu kooperieren bzw. voranzukommen?

Wir können uns generell in allen vier Grundeinstellungen bewegen und haben unsere Erfahrungen mit ihnen gemacht. Sicherlich haben auch Sie in Ihrem Leben bereits Phasen und Momente von Größenfantasien, von Ohnmacht und Hilflosigkeit erlebt und dann wieder ein übersteigertes Selbstwertgefühl und ein glückseliges Angenommensein. Abhängig von Situation und Anwesenden erleben wir Schwankungen in unserem Verhalten (situative Grundeinstellungen). Vor allem in Stresssituationen nehmen wir jedoch deutlich die Grundposition ein, die wir in der Kindheit unbewusst „beschlossen" haben. Umbruch- und Veränderungssituationen beinhalten stets eine Mehrbelastung und bereiten uns Stress. Wir sind dann nicht in unserer mentalen und physischen Kraft und agieren daher aus unseren altbekannten und bewährten Mustern heraus. Ausschlaggebend für den „Einsatz" einer typischen Grundposition sind sowohl unsere frühen Erfahrungen als auch Erfahrungen im Umgang mit den eigenen Interessen und Wünschen. Es mag nicht immer einfach sein, sich eigene Wesens- und Verhaltenszüge einzugestehen, die nicht dem Bild des „Everybody's Darling" entsprechen. Aber es lohnt sich auf jeden Fall, sich auf die Reise zu sich selbst begeben!

6.3 Die fünfte Grundeinstellung

Es ist unschwer zu erkennen, welches die erstrebenswerte Lebensgrundeinstellung ist, mit der wir gut durchs Leben kommen: die Grundhaltung „Ich bin o.k. – du bist o.k." (+/+). Sie meint jedoch nicht die absolute und bedingungslose Annahme von allem und jedem. Fanita English (1998), eine inzwischen 101-jährige Transaktionsanalytikerin, hat es treffend als „Ich bin o.k. und du bist o.k. – realistisch"-Einstellung formuliert: eine realitätsbezogene Position, die frei ist von Abwertungen und die echte Gefühle beinhaltet, wie zum Beispiel Freude, Liebe, Wut, Trauer und Angst. Eine „Ich bin o.k. und du bist o.k. – realistisch"-Grundposition ermöglicht uns, im Heute mit Konflikt- und Belastungssituationen wirklichkeitsgerecht umzugehen. Auch wenn uns jemand schwierig erscheint oder wir frustriert sind, ist es möglich, die Würde des Menschen unangetastet zu lassen. In einer „O.k./o.k. – realistisch"-Grundeinstellung unterscheiden wir zwischen Verhaltensweisen und dem Wert als Mensch. Wir haben die Angewohnheit, Menschen nach ihrem Verhalten zu beurteilen – und sodann die ganze Person zu verurteilen. Wir sagen zum Beispiel „Du *bist* rücksichtslos!" statt „Du *verhältst* dich rücksichtslos!". (Nebenbei bemerkt: Zu oft vergessen wir dabei, dass unsere Urteile manchmal Projektionen unserer eigenen Schwächen sind.)

Eine Grundvoraussetzung, die eigene Grundeinstellung überdauernd oder situativ zu verändern, liegt in der Auseinandersetzung mit dieser Haltung. Ein neues und stabiles „Ich bin o.k. – du bist o.k. – realistisch" braucht eine klare neue Entscheidung. Ein tiefer gehender und persönlicher Einstellungswechsel benötigt zudem die Zeit, in der Sie neue Erfahrungen machen und in der die destruktiven Einstellungen erschüttert werden. Wenn wir unsere Grundeinstellung verändern wollen, pendeln wir meist erst durch alle anderen Grundeinstellungen, bevor wir im „Ich bin o.k. – du bist o.k. – realistisch" angekommen sind. Das bedeutet, Sie werden vielleicht erst von einem Unterlegenheitsgefühl zu einem Überlegenheitsgefühl und dann erst zu einem O.k. / o.k.-realistisch gelangen.

Lassen Sie zunächst, sofern vorhanden, die Nicht-okay-Position zu und fragen Sie sich, ob Sie bisher nicht anders *gekonnt* oder nicht anders *gewollt* haben. Beide Varianten verdienen unsere Wertschätzung und Akzeptanz. Gleichgültig, ob Sie bisher nicht anders handeln konnten oder nicht anders handeln wollten, verzeihen Sie sich in jedem Fall eine Minus-Position und beglückwünschen Sie sich dazu, dass Sie sie wahrgenommen haben. Legen Sie eventuelle Selbstvorwürfe zur Seite. Lassen Sie ein wenig Fürsorge für sich selbst zu. Fragen Sie sich: „Was ist eigentlich mein Wunsch, was möchte ich wirklich?" Formulieren Sie dieses für Sie wichtige Ziel bitte konkret. Das ist Potenzialentwicklung! Denken Sie einmal zurück an die Autonomieübung am Anfang dieses Buches (Seite 18, „Ich muss" und „Ich entscheide mich").

Wofür entscheiden Sie sich?

Anregung zur Selbstreflexion 16

Zeitreise

Teil I

Denken Sie an eine Person, mit der Sie im Moment nicht sehr gut auskommen. Ein Mensch, der Sie verärgert hat oder mit dem Sie heute oder früher Spannungen erlebt haben. Erinnern Sie sich nun an diese Person, an eine bestimmte Situation mit ihr oder an ein bestimmtes Ereignis. Lassen Sie Ihre dazugehörigen Gedanken und Gefühle aufkommen und Verhaltensweisen sichtbar werden, die Sie oder die Person gezeigt haben. Sagen Sie sich jetzt innerlich, während Sie an diese Person denken, „Ich bin o.k. – du bist o.k." – und sagen Sie dabei den Namen der Person.

Ist Ihnen die „Ich bin o.k. – du bist o.k. – realistisch"-Haltung der Person gegenüber nicht gelungen? Vielleicht mussten Sie bei meiner Aufforderung, in eine O.k. / o.k.-Haltung zu gehen, auch lachen. Den meisten Menschen fällt es schwer, sich einer ungeliebten Person vorbehaltlos zu nähern und trotz aller Vorkommnisse eine den Kern des Menschen wertschätzende Haltung einzunehmen. Denken Sie jetzt bitte erneut an diese Person, mit der Sie im

Moment nicht so gut auskommen; an einen Menschen, über den Sie sich geärgert oder mit dem Sie heftige Spannungen erlebt haben. Ich lade Sie nun zu einer kleinen Zeitreise ein.

Teil II

Machen Sie es sich bitte bequem ... Schließen Sie die Augen, wenn Sie mögen ... Achten Sie auf Ihren Atem, darauf, wie Sie tief ein- und ausatmen ... Erinnern Sie sich jetzt an diese Person. Lassen Sie die Person vor Ihrem inneren Auge auf einer Bühne stehen ... Vielleicht lassen Sie eine Leinwand herunter, und davor steht die Person ... Sie sehen sie und wie sie sich üblicherweise verhält ... Nun stellen Sie sich vor, dass links neben der Person eine Zeitmaschine steht, die die Person im Alter von ca. sechs Jahren zeigt ... Sie sehen, wie die Person als Kind aussah ... Was sie spielte ... Wie ihr Leben in der Familie verlief ... Nehmen Sie sich einen Moment lang Zeit für dieses Bild ... Nun wird die Zeitmaschine ein weiteres Mal aktiv und stellt die Person in die Zukunft ... In eine Zeit, in der die Person 80 Jahre alt ist ... Sie sehen, wie die Person aussieht ... Wie sie ihre Zeit verbringt ... Von welchen Personen sie umgeben ist ... Nehmen Sie sich einen Moment Zeit für dieses Bild ... Kehren Sie jetzt mit dieser Person noch einmal zurück in die Gegenwart ... Schauen Sie noch einmal genau zu dieser Person hin ... Lassen Sie Ihre Gedanken zu ... Ihre Gefühle ... Nehmen Sie sich einen Moment Zeit für dieses Bild ... Sagen Sie nun innerlich erneut, während Sie an die andere Person denken: „Ich bin o.k. und du bist o.k." ... Lassen Sie sich hierfür einen Moment lang Zeit und kommen Sie dann mit Ihrer Aufmerksamkeit ins Heute zurück.

Wie geht es Ihnen? Hat sich an Ihrer Haltung etwas verändert? Vielleicht konnten Sie etwas Achtung und Verständnis für diese Person entwickeln – bei gleichzeitiger Missbilligung ihrer Verhaltensweisen. Oder war es Ihnen nicht möglich, Ihr Bild von der Person zu verändern, weil Ihre Verletzungen noch zu tief und frisch sind und Ihnen Anteile dieser Person fremd geblieben sind? Auch das wäre in Ordnung. Werden Sie sich Ihrer eigenen Einstellungen und Verhaltensweisen und Ihrer Wahlfreiheit in jeder einzelnen Situation bewusst!

7. | Grundbedürfnisse nutzen

Wenn ich meine Klienten frage, was sie zu mir führt, berichten sie mir häufig von Mangelzuständen, die sie erleben. Sie beklagen sich beispielsweise über fehlende Anerkennung durch ihren Lebenspartner oder Familienangehörige oder darüber, dass sie von Kollegen und Vorgesetzten nicht ausreichend wahrgenommen werden. Einige von ihnen vermissen feste Arbeitsstrukturen, andere leiden an Unterforderung. „Nicht geschimpft ist genug gelobt" sei oft das Credo in den Chefetagen. Ich erfahre außerdem davon, dass Langeweile das Potenzial von Spitzenkräften verkümmern lässt, dass die fehlende Klärung von Zuständigkeiten zu Chaos führt und dass die Ungewissheit darüber, ob der Arbeitsvertrag verlängert wird, Berufstätige davon abhält, Familien zu gründen.

Viele Menschen, die zu mir kommen, wissen jedoch gar nicht genau, was ihnen wirklich fehlt und was sie benötigen, um in ihrem Leben oder in ihrem Job Zufriedenheit zu empfinden. Das Potenzial, ihre Grundbedürfnisse zu befriedigen und so ein gelingendes Leben zu führen, liegt noch im Verborgenen.

> Das Stillen der Grundbedürfnisse nach Anregung, Anerkennung und Struktur sichert das Überleben des Menschen.

Neben den existenziellen Grundbedürfnissen wie zum Beispiel Nahrung und Schlaf, welche Abraham Maslow (1981, S. 62f.) in seiner Bedürfnispyramide beschreibt, benötigen Menschen die Befriedigung weitreichenderer Bedürfnisse, um ein gesundes Leben führen zu können. Die Transaktionsanalyse geht von drei angeborenen psychologischen Grundbedürfnissen aus, die entwicklungsfördernde und sozial regulierende Funktionen erfüllen. Sie werden auch als „Hunger" (Stewart & Joines 2000, S. 116) des Menschen nach Stimulation, nach Anerkennung und nach Zeitstrukturierung bezeichnet. Das Stillen dieser „Hungerarten" ist in der Bedeutung für das Überleben eines Menschen genauso wichtig wie das Stillen des Hungers nach Nahrung. Wir fühlen uns in der Regel erst dann wohl, wenn unsere Grundbedürfnisse genügend Beachtung, Raum und Befriedigung finden. Missachten wir diese menschlichen Grundbedürfnisse, schränken wir uns selbst in unserer Vitalität und in unseren Möglichkeiten ein. Beziehen Sie das Modell der psychologischen Grundbedürfnisse gerne auf Ihre aktuelle Situation und kommen Sie dabei Ihren persönlichen Wünschen nach Anerkennung, Struktur und Anregung auf die Spur.

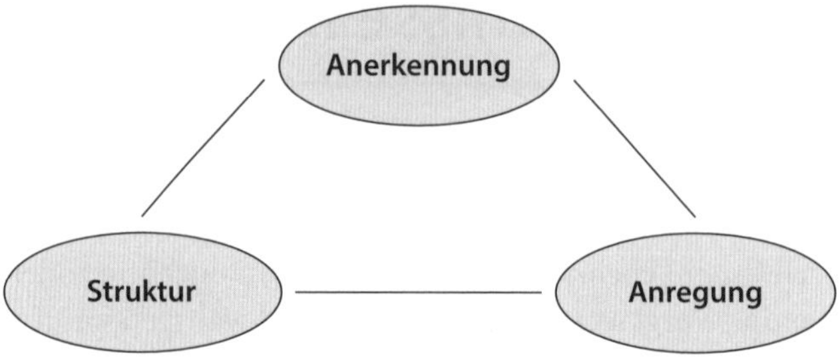

Abbildung 7.1: „Hunger" nach Anregung, Anerkennung und Struktur

Behalten wir das „Gleichgewicht" zwischen diesen in Abbildung 7.1 dargestellten „Hungerarten" im Auge, sorgen wir für unser Wohlbefinden, unsere Gesundheit und unsere Zufriedenheit. Worauf wollen Sie in Zukunft stärker achten, und was werden Sie ab jetzt nicht mehr ignorieren?

7.1 Das Grundbedürfnis nach sinnlicher Anregung

Wir Menschen benötigen für unser Überleben die Anregung unserer Sinne. Wir nehmen Anreize mit all unseren Sinnen wahr: Wir sehen, hören, riechen, fühlen (Tastsinn) und schmecken. Wir erleben uns und unsere Umwelt über unsere Sinnesorgane und verarbeiten diese Eindrücke. Die Bedeutung der sinnlichen Anregung für den Menschen lässt sich durch viele Praxisbeispiele und Forschungsergebnisse belegen. Denken wir an die Studie von Friedrich dem II. von Hohenstaufen. Durch seine Experimente wollte er unter anderem herausfinden, wie Kleinkinder sich sprachlich entwickeln, wenn sie kaum sinnliche Anregung erfahren. Er ließ Babys unmittelbar nach ihrer Geburt von ihren Müttern trennen und an Ammen übergeben. Die Ammen versorgten die Kinder lediglich, indem sie sie fütterten und die Windeln wechselten – ohne jeden liebevollen körperlichen oder verbalen Kontakt. Das Ergebnis war erschütternd: Alle Kinder starben nach kurzer Zeit aufgrund der sogenannten sensorischen Deprivation (Entzug), also weil ihnen die äußere Anregung und sensorische Stimulation durch die Bezugsperson verwehrt wurde (Lausch 2012).

Reizmangel wird nach kurzer Zeit als psychische Beeinträchtigung erlebt.

Der Staufenkaiser hatte übersehen, dass zu den Grundbedürfnissen eines Säuglings neben ausreichender Nahrung auch sinnliche Anregung und liebevoller Kontakt gehören. „Sie vermochten nicht zu leben ohne das Händepatschen und das fröhliche

Gesichterschneiden und die Koseworte ihrer Ammen", schrieb dazu der Geschichtsschreiber Salimbene von Parma.

Werden unsere Sinne nicht angeregt und werden wir über längere Zeit einer Monotonie und einem Reizmangel ausgesetzt, erleiden wir nach bald psychische Beeinträchtigungen.

BEISPIEL

Hubert W., ein alleinstehender Mann Mitte 40, war schon längere Zeit arbeitssuchend, als er zu mir ins Coaching kam. Die fehlenden beruflichen Kontakte machten ihm zu schaffen und ließen ihn an seinen Kompetenzen zweifeln. Er vermisste neben einer sinnvollen Tätigkeit den Austausch mit anderen Menschen. Durch die Erwerbslosigkeit kam es bei Herrn W. zu einer Unterversorgung des Grundbedürfnisses nach Anregung und damit zu Stress. Die Möglichkeit, sich im Kontakt mit anderen schöpferisch auszudrücken und etwas zu gestalten und dadurch auch Anregungen zu erhalten und zu erfahren, fehlte ihm. Die Ruhe, die sich in Herrn W.s Leben eingeschlichen hatte, entsprach nicht seinem tatsächlichen Ruhebedürfnis. Bevor wir uns im Coachingprozess auf die Suche nach geeigneten beruflichen Optionen machten, ging es mir zunächst darum, ihn in Kontakt mit seinen Grundbedürfnissen zu bringen. Er hatte sich bisher keine Gedanken darüber gemacht, in welchem Umfang er Anreize und Anregungen in seinem beruflichen und privaten Leben braucht, um gesund zu bleiben.

Zweifellos benötigen wir zum Überleben sinnliche Anregung. Wir suchen uns dabei (teils unbewusst) aus, welche Informationen wir über unsere Sinne aufnehmen und wie wir sie verarbeiten, das bedeutet, wir entscheiden subjektiv, ob die aufgenommenen sensorischen Informationen „anschlussfähig" und relevant für uns sind.

Im heutigen Zeitalter der Reizüberflutung gibt es meiner Ansicht nach auch ein Zuviel, eine Überstimulation unserer Sinne, die zu Stress führen kann. Ich erinnere mich noch an die Zeiten, als meine Kinder klein waren und sie sich nach einem langen Tag in der Schule erst einmal in ihre Zimmer zurückzogen und nach all den vielfältigen Sinnesanregungen und der Betriebsamkeit in der Schule zunächst ihrem Ruhebedürfnis nachkamen, bevor wir uns zum Mittagessen wieder trafen. Und heute? Heutzutage meinen Kinder und Jugendliche, sich gut zu erholen, indem sie sich in den sozialen Medien bewegen und sich täglich viele Stunden lang unzähligen weiteren (virtuellen) Reizen ausliefern.

Überlegen Sie bitte einmal, wie viel und welche Art von Anregung Sie benötigen: als Alleinlebende in der Großstadt, in der Sie sich als Coach selbstständig gemacht haben; als Familienvater in Zeiten von Hektik und beruflicher Betriebsamkeit in einem Großbetrieb … Je nach Persönlichkeit und Lebensphase ist unser Bedürfnis nach sinnlicher Anregung unterschiedlich ausgeprägt. Wir bewegen uns dabei zwischen den Polen von zu wenig und zu viel Anregung. Wir sind aufgefordert, ein für uns und unser Leben passendes Maß zu finden.

BEISPIEL

Ich begleitete eine Klientin, die wegen Konflikten am Arbeitsplatz zu mir ins Coaching kam. Ich erfuhr von ihrer Unzufriedenheit an ihrem Arbeitsplatz. Sie beklagte sich über den Dauerlärm der Klimaanlage in ihrem Großraumbüro. Sie litt schon längere Zeit unter Kopfschmerzen und Verspannungen im Rücken. Es stellte sich heraus, dass sie als hochsensibler Mensch (HSP) mit einer besonders ausgeprägten Reizfilteroffenheit gegenüber Geräuschen und Licht an ihrem Arbeitsplatzt fehlbesetzt war. Die Abkürzung HSP steht für Highly Sensitive Person und beschreibt einen Wesenszug von Menschen mit besonders feiner Wahrnehmung. Der Begriff wurde geprägt von der US-amerikanischen Psychologin Elaine Aron. Hochsensibilität ist keine Störung oder Krankheit. Hochsensible Menschen haben ein überdurchschnittlich empfindsames Nervensystem und weniger sogenannte Übertragungsverluste: Sie nehmen deutlich mehr und feinere Reize auf. Dadurch verarbeiten sie Eindrücke ausführlicher und tiefer.

Als Hochsensible gelang es meiner Klientin also kaum, äußere Reize auszublenden. Eine offensive Reizauswahl, also die Fähigkeit, bestimmte Geräusche, visuelle Reize etc. „auszuklammern“, gelang ihr nur eingeschränkt. Ihre Sinne wurden dauerhaft und in überzogenem Maße befeuert. Die Großraumsituation mit mehreren Büroplätzen, die jeweils nur durch eine niedrige Glaswand abgetrennt waren, der Geräuschpegel durch die Bürogeräte und die gleichzeitig telefonierenden Kollegen erzeugten bei meiner Klientin Stress und damit einen dauerhaft erhöhten Cortisolspiegel. Sie litt unter dieser permanenten Überstimulation.

(Chronischer Stress führt zu einem erhöhten Cortisolspiegel. Diese biologischen Reaktionen, die uns in Stresssituationen in einen Flucht- oder Angriffsmodus bringen, hatten in früheren Zeiten eine Überlebensfunktion. Sie mobilisierten uns zum Beispiel für die Flucht vor wilden Tieren. Da sich diese Überlebensreaktion bis heute nicht geändert hat, tritt sie im modernen Alltag in stressigen Lebenssituationen immer noch auf, obwohl keine Lebensgefahr mehr besteht. Bei HSPs führt vor allem die permanente Konfrontation mit Reizen dazu, dass der Cortisolspiegel dauerhaft erhöht ist. Paradoxerweise schadet dieser einst überlebenswichtige Modus uns Menschen heutzutage oft: Die dauerhafte Produktion von Cortisol hemmt die Zufuhr von Heilungshormonen im Körper und schwächt unter anderem unser Immunsystem.)

Über- oder Unterstimulation tragen dazu bei, dass sich unsere Potenziale nicht entfalten können. Die Klientin, die im Großraumbüro arbeitete, war unkonzentriert, machte viele Fehler und ließ sich häufig von der Geräuschkulisse ablenken. Sie war dadurch nicht in der Lage, ihre Ressourcen und ihre Arbeitskraft auszuschöpfen.

Fühlen Sie sich durch die folgende Übung dazu eingeladen, einmal darüber nachzudenken, wie viel Stimulation Sie benötigen und wie Sie zurzeit Ihr Grundbedürfnis nach sinnlicher Anregung stillen. Was benötigen Sie, um sich lebendig zu fühlen, und auf was wollen Sie in Zukunft verzichten oder was möchten Sie zumindest einschränken? Haben Sie ein Bedürfnis nach Reizminderungen? Wie steht es um Ihr Bedürfnis nach Ruhe und Ausgleich, beispielsweise in Form eines langen Spaziergangs in der Natur?

Anregung zur Selbstreflexion 17

Ihr Stimulationsprofil

Ich benötige

☐ mehr Anregung durch ______________________________

____

____

____

☐ weniger Anregung durch ______________________________

____

____

____

Welches Ihrer bisher verborgenen Potenziale würde zum Vorschein kommen, wenn Sie bewusst und verantwortungsvoll mit Ihrem Grundbedürfnis nach sinnlicher Anregung umgehen?

____

____

____

____

____

7.2 Das Grundbedürfnis nach Anerkennung

Als soziale Wesen haben wir ein angeborenes Bedürfnis nach Zugehörigkeit und streben danach, von anderen Menschen wahrgenommen zu werden. Eric Berne spricht von „Strokes" und bezeichnet damit eine sogenannte Anerkennungseinheit: Wir zeigen anderen (verbal oder nonverbal), dass wir deren Gegenwart beachten. Stroken beinhaltet nicht, dass wir unser Gegenüber körperlich berühren oder streicheln (obwohl auch das in manchen Fällen sehr wohltuend sein könnte), sondern beinhaltet auch andere Formen der „Zuwendung", die wir einander schenken, etwa ein freundliches „Guten Morgen" zur Begrüßung.

Wenn Menschen keine positiven „Streicheleinheiten" bekommen, nehmen sie ersatzweise auch negative an, nach dem Motto: Lieber negative Beachtung als gar keine (vgl. hierzu „Zuwendungsarten", Seite 127). Rene Spitz (1996) hat in den 50er-Jahren des letzten Jahrhunderts die Bedeutung persönlicher Zuwendung für die Entwicklung von Säuglingen untersucht. Seine Experimente waren zwar nicht annähernd so unmenschlich wie die von Friedrich II., sie zeigten jedoch ebenfalls, welche Folgen emotionale Deprivation (Entzug von emotionaler Zuwendung und Aufmerksamkeit) für die körperliche und psychische Entwicklung schlimmstenfalls haben kann: verschiedene psychische und psychosomatische Auffälligkeiten wie Störungen in der motorischen Entwicklung oder fehlende Empathiefähigkeit.

Wichtig erscheint mir in diesem Zusammenhang, zwischen Lob und Anerkennung zu differenzieren. Anerkennung heißt, etwas oder jemanden wahrzunehmen und wertzuschätzen. Sie erfolgt auf Augenhöhe. Jemanden zu loben bedeutet immer auch eine Beurteilung und somit, eine übergeordnete Stellung einzunehmen. Ein Lob kommt also „von oben" und wird in Form von Du-Botschaften gesendet. Die Mutter sagt zum Kind: „Du hast das Bild schön gemalt!" statt „Mir gefällt dein Bild gut". Letzteres wäre eine Botschaft der Anerkennung auf Augenhöhe.

Ebenso wichtig ist die Unterscheidung zwischen Anerkennung und Zuwendung. Die Aussage „Mit Ihnen kann ich nicht zusammenarbeiten" ist zum Beispiel keine Anerkennung. Anerkennung ist immer etwas Neutrales bis Positives. Hingegen kann eine Zuwendung durchaus auch negativ ausfallen.

Einander uneigennützig und „herrschaftsfrei" Wertschätzung und Respekt entgegenzubringen kosten wenig Zeit und Aufwand, und doch tun wir es kaum und erhalten es selbst nur spärlich. Mangelt es uns an Zuwendung und Anerkennung, kann es uns empfindlich treffen und zu sozialer Isolation, Aggression oder dem Verlust unseres Selbstwertgefühls führen. Von Potenzialentfaltung sind wir dann weit entfernt.

BEISPIEL

In einem Coaching berichtete Martina K., dass sie am Arbeitsplatz von einem ihr sonst sehr zugewandten Kollegen von einem Tag auf den anderen nicht mehr gegrüßt wurde. Er mied sie regelrecht beim Essen in der Kantine. Der Grund dafür war Frau K. nicht bekannt. Die scheinbar gestörte Beziehung belastete die Klientin, und dennoch mochte sie den Grund für das Vermeidungsverhalten des Kollegen nicht erfragen. Frau K. blieb allein mit ihrer Befürchtung, etwas falsch gemacht zu haben und den Kollegen dadurch verprellt zu haben. Sie spürte ihr Unwohlsein täglich und zog sich ihrerseits von geselligen Zusammentreffen zurück. Sie wurde nicht mehr „gesehen". Die Zuwendung, die sie bisher in Form von einer wohlwollenden Begrüßung erhalten hatte, fiel weg.

Zuwendungsarten

Zuwendung kann auf unterschiedliche Art und Weise erfolgen:

- **Verbale und nonverbale Zuwendung.** Unter verbaler Zuwendung verstehen wir jede in Worten ausgedrückte Beachtung des anderen, zum Beispiel die Aussage: „Sie sind ein netter Kollege, ich arbeite gern mit Ihnen."
  Zuwendung kann auch nonverbal ausgedrückt werden, etwa durch ein freundliches Zunicken oder durch eine körperliche Geste wie eine Umarmung oder ein Händedruck.
- **Positive und negative Zuwendung.** Zuwendung lässt sich nach ihrem Wert unterscheiden: Verbale und nonverbale Zuwendungen können als negativ oder positiv empfunden und auch als solche gesendet bzw. empfangen werden. Gesten, wie beispielsweise das Runzeln der Brauen oder das Verdrehen der Augen, sind Zuwendungen, die uns negativ treffen oder uns zumindest nicht zu positiven Reaktionen veranlassen. „Mit Ihnen kann ich nicht zusammenarbeiten!" ist zum Beispiel eine verbale negative Streicheleinheit, denn sie bedeutet, dass der Mensch, dem sie zuteilwurde, wahrgenommen wurde, auch wenn sie mit Missachtung einherging.
- **Bedingte und bedingungslose Zuwendung.** Zuwendungen lassen sich auch nach ihrer Begründung (bedingt / unbedingt) unterscheiden: Eine bedingte Zuwendung bezieht sich immer auf das, was ein Mensch tut oder nicht tut. Ob ich jemandem Zuwendung gebe, ist an Bedingungen geknüpft und richtet sich an ein Verhalten oder auf Dinge. Eine bedingungslose Zuwendung bezieht sich auf die existenzielle Ebene, auf das Sein des Menschen.

Wie in Tabelle 7.1 dargestellt, ist die Zuwendung also entweder verbal oder nonverbal, bedingt oder bedingungslos:

- bedingungslose positive Zuwendung
- bedingte positive Zuwendung
- bedingungslose negative Zuwendung
- bedingte negative Zuwendung

	Bedingungslos	**Bedingt**
Positiv	„Schön, dass du da bist!"	„Schön, dass du diese Arbeit so toll erledigt hast!"
Negativ	„Ich mag dich nicht!"	„Ich mag die Art nicht, wie du die Arbeit erledigst!"

Tabelle 7.1: Bedingte und bedingungslose Zuwendung (vgl. Steiner 2009)

Eine bedingte positive Zuwendung wäre zum Beispiel, wenn Sie Anerkennung für Ihr soziales Engagement im Kirchenkreis erhalten. Eine bedingte negative Zuwendung wäre, wenn Sie dafür gerügt werden, dass Ihr Verhalten in der Teamsitzung zu schroff ist. Eine bedingungslose positive Zuwendung bezieht sich auf den Menschen direkt, auf das, was er *ist*. Die Zuwendung ist an keine Bedingung oder Leistung geknüpft und zeigt die aufrichtige Freude oder das Interesse an der Person. Im Gegensatz dazu wertet bzw. lehnt eine bedingungslose negative Zuwendung die gesamte Person ab: „Du bist zu nichts zu gebrauchen!"

Wertschätzung und Respekt sind die kleinsten Einheiten von positiver Zuwendung.

Eine weitere, jedoch unechte Form der positiven Zuwendung wird als „Plastic Strokes" bezeichnet. Damit sind Aussagen oder Gesten gemeint, die vordergründig zwar als Anerkennung erscheinen („Wie schön, dass Sie wieder da sind!"), im Nachklang aber einen negativen Beigeschmack haben („Dann können Sie ja gleich die Ablage bearbeiten.").

„Plastic Strokes" sind unechte Formen von Zuwendung.

Die Zuwendungskultur, die Menschen in ihrem Privatleben oder an ihrem Arbeitsplatz erleben, entscheidet maßgeblich darüber, ob jemand Zufriedenheit oder Unzufriedenheit empfindet. Mir begegnen im Coaching oft Personen, die den Kompetenzen und den persönlichen Interessen nach im richtigen Job und am richtigen Platz sitzen und dennoch ihre Berufe wechseln wollen.

Grund für den angestrebten Wechsel ist dann häufig die jahrelange fehlende Anerkennung am Arbeitsplatz. Das „Nicht-gesehen-Werden", die mangelnde Wertschätzung einer Person kann deren Talente verkümmern lassen.

Wann und in welcher Form jemand anderen Zuwendung zuteilwerden lässt, unterliegt den individuellen Gepflogenheiten. Diese Gepflogenheiten wiederum eignen wir uns in jungen Jahren an. Es gibt unbewusste „Zuwendungsregeln" (Steiner 2009, S. 139), die uns in der Kindheit beigebracht wurden und die uns noch heute als Verhaltensmuster im Umgang mit Menschen dienen. In unseren Familien wurden die Regeln aufgestellt, wie unser menschliches Zusammenleben zu organisieren ist, wie wir unser kulturelles und gesellschaftliches Umfeld zu gestalten haben und was zu tun oder zu lassen uns erlaubt ist. Leider sind uns oftmals eher einschränkende Regeln – sogenannte Zuwendungsspargesetze – über die Art und Weise, wie wir mit Zuwendung umzugehen haben, vermittelt worden:

- Wir geben anderen keine Zuwendung, obwohl wir gerne möchten.
- Wir geben uns selbst keine Zuwendung.
- Wir nehmen keine Zuwendung an, auch wenn wir gern welche bekommen würden.
- Wir bitten nicht um Zuwendung, auch wenn wir welche brauchen.
- Wir lehnen Zuwendung nicht ab, auch wenn wir sie nicht haben möchten.

Wir geben anderen keine Zuwendung, obwohl wir gerne möchten

Das erste Zuwendungsspargesetz meint, dass wir Zuwendungen nur begrenzt oder gar nicht geben, wenn wir nicht müssen. Wenn ein Mitarbeiter ein Projekt super abgeschlossen hat, sagt der Vorgesetzte vielleicht: „Nicht schlecht!", anstatt: „Das gefällt mir, und ich finde, Sie haben das fantastisch gemacht!" Hinter der ersten Aussage steht die Haltung, bloß nicht zu viel Anerkennung geben, sonst wird der andere noch übermütig („Nicht geschimpft ist auch genug gelobt!"). Vielleicht herrscht aber auch der Gedanke vor: „Meine Arbeit wird nie wertgeschätzt, warum soll ich dann andere für ihr Tun wertschätzen?!" Im Bezugsrahmen dieser Menschen liegen passende Modelle und Formen von Anerkennung nicht vor.

Anregung zur Selbstreflexion: Schenken Sie anderen Menschen Zuwendung! Wie häufig teilen Sie anderen mit, was diese gut machen oder was Ihnen am anderen gefällt? Wann haben Sie zuletzt einer Person, die Ihnen eine Freude bereitet hat, gedankt oder gewürdigt, wie diese beispielsweise ihr Leben nach der Trennung meistert? Wie häufig kommt es vor, dass Sie anderen Wertschätzung schenken, ohne dass diese etwas leisten? („Wie schön, dass du heute hier bei mir bist") Wie häufig haben Sie anderen gesagt oder gezeigt, was Sie am Verhalten des anderen stört und was Sie nicht mögen? („Ich möchte nicht, dass du mir laufend sagst, wie ich das Auto zu fahren habe.") Möglicherweise erinnern Sie sich auch daran, wie Sie jemandem gegenüber direkt Ihre Abneigung ausgesprochen oder nonverbal gezeigt haben. („Unter diesen Bedingungen werde ich nicht mehr mit dir zusammenarbeiten.")

Üben Sie sich doch gleich im Anschluss einmal darin, jemandem mitzuteilen, was Sie stört oder was Sie im Kontakt als verletzend empfunden haben.

Wir geben uns selbst keine Zuwendung

Das zweite Zuwendungsspargesetz lehrt uns, Bescheidenheit zu üben: „Lobe dich nicht selbst, stelle dich nicht in den Mittelpunkt!" Haben Sie auch schon einmal freudig über Ihre Erfolge sprechen wollen und dann gehört: „Gib nicht so an!", oder mit einem Unterton in der Stimme: „Ach, wie toll für dich!"? Wer kann sich heutzutage noch mit seinem Gegenüber über dessen Erfolge freuen? Also schweigen wir über die eigenen Erfolgserlebnisse. Mir fällt an dieser Stelle ein Spruch aus meinem Poesiealbum ein (so hießen früher die kleinen Heftchen, in die wir Kinder uns gegenseitig Wünsche hineinschrieben und in denen oftmals stand, wie ein gutes Kind zu sein hatte): „Sei sittsam, bescheiden und rein, wie das Veilchen im Mose und nicht wie die stolze Rose, die bewundert werden will sein." Nicht wenige Menschen sind eher bereit, sich das Leid des Gegenübers anzuhören, als sich mit jemandem über seine Erfolge zu freuen. Also behalten wir unser Glück, unsere Freude über etwas, das uns gelungen ist, für uns. Vielleicht gehören Sie auch zu den Menschen, die sich selbst häufig für angebliches oder tatsächliches Fehlverhalten abwerten. Sie sagen sich zum Beispiel: „Das geschieht mir recht, wenn ich die Arbeit heute nicht in der regulären Zeit geschafft habe, dann muss ich eben länger arbeiten." Oder Sie geißeln sich gar selbst bis zur bedingungslosen Selbstabwertung mit Sätzen wie: „Das war ja klar, dass ich zu nichts tauge." (So formulierte es einmal ein Klient im Coaching, der seinen Job als Folge einer Fusion seiner Firma verloren hatte.)

Anregung zur Selbstreflexion: Schenken Sie sich selbst Zuwendung! Auf welche Art und Weise wertschätzen Sie das, was Sie getan, gelassen oder geleistet haben? Wann haben Sie sich das letzte Mal selbst auf die Schulter geklopft und vielleicht sogar anderen davon berichtet? Probieren Sie es gleich einmal aus und überlegen Sie, wem Sie von Ihren Erfolgen erzählen werden. Und können Sie sich auch, ohne vorher etwas getan oder geleistet zu haben, vorbehaltlos annehmen und sich Zuwendung schenken? Wenn Sie Fehler begangen haben, können Sie diese dann erkennen, sie annehmen und daraus lernen? Erkennen Sie beispielsweise, dass Sie sich im zurückliegenden Gespräch mit Ihrer Freundin im Ton vergriffen haben? Wie schön, wenn es Ihnen in einem zweiten Schritt gelingt, sich bei der Freundin zu entschuldigen. Und Sie sich nicht dauerhaft darüber den Kopf zerbrechen, wie Ihnen das passieren konnte. Dadurch würden Sie sich mit bedingter negativer Zuwendung bestrafen.

Wir nehmen keine Zuwendung an, auch wenn wir gern welche bekommen würden

Das dritte Zuwendungsspargesetz macht deutlich, wie wir mit Anerkennung umgehen, wenn wir sie bekommen. Manche wehren ab oder bagatellisieren, wenn ihnen Anerkennung zuteilwird. Haben Sie auch schon mal geantwortet „Das kann doch jeder!“ oder „Ja, aber hätte auch besser laufen können“, als Sie für eine gute Leistung gelobt wurden? Bedanken Sie sich, wenn jemand Ihnen ein Kompliment für Ihre neue Frisur oder Ihre neuen Büroräume macht, oder wehren Sie ab und beschwichtigen, dass die Frisur zu kurz geworden und die Büroräume zu dunkel sind? Jemand sagt zu Ihnen, dass Sie ein wundervoller Mensch sind. Können Sie das genießen, oder drehen sich im Kopf Ihre Gedanken, was diese Person mit diesen Worten beabsichtigen oder erreichen möchte? Manch einer ist positive Zuwendung nicht gewohnt und kann sie darum kaum ertragen. Oder er ist misstrauisch und traut den gut gemeinten Worten nicht. Wenn Sie es nicht gelernt haben, Anerkennung anzunehmen und zu genießen, überhören Sie wahrscheinlich viele Botschaften in Ihrem Privatleben oder an Ihrem Arbeitsplatz. Zu Beginn einer TA-Ausbildungsgruppe beobachtete ich, dass eine Kandidatin Zuwendung von mir und anderen Teilnehmern nur schwer annehmen konnte. Sie wehrte Worte der Anerkennung ab und zeigte sogar Schamgefühle. Im Lauf der Ausbildung und ihrer individuellen Entwicklung veränderte sie ihr destruktives Abwehrmuster und nahm zukünftig unsere aufrichtige Wertschätzung freudig und lustvoll an.

Auch negative Zuwendung hat ihre Berechtigung. Sind Sie in der Lage, mit berechtigter negativer Kritik umzugehen? Oder gar mit der Ablehnung Ihrer ganzen Person? Nicht jeder mag jeden. Wie verhalten Sie sich, wenn Sie mit Ablehnung als Zuwendungsform konfrontiert werden?

Anregung zur Selbstreflexion: Nehmen Sie Zuwendung von anderen an! Es ist außerordentlich hilfreich, die eigenen Verhaltensweisen immer wieder einmal auf den Prüfstand zu stellen. Bekomme ich immer wieder die gleiche Rückmeldung von anderen zu meinem nachgiebigen Verhalten, könnte ich mir dieses Fremdbild und das Feedback einmal genauer ansehen. Und halten Sie kurz inne, wenn Sie das nächste Mal positive Zuwendung bekommen. Wie fühlt es sich an, wenn Ihnen jemand sagt, dass er Sie mag oder dass Sie gut aussehen oder eine tolle Leistung vollbracht haben? Können Sie diese Zuwendung annehmen und genießen, oder grummelt es in Ihnen, und alle Antennen sind innerlich auf Abwehr und Vorsicht ausgerichtet? Wie sieht Ihre Annahme konkret aus?

Wir bitten nicht um Zuwendung, auch wenn wir welche brauchen

Im vierten Zuwendungsspargesetz geht es um unsere Scheu, um Zuwendung zu bitten. Drücken Sie Ihre Wünsche und Bedürfnisse aus und sorgen Sie dafür, dass sie erfüllt werden? Sagen Sie zum Beispiel „Ich möchte gern von dir in den Arm genommen werden“ oder „Ich brauche jetzt bitte eine Rückmeldung darüber, ob meine Trainingseinheit gut und verständlich angekommen ist“? Die sinngemäße Frage „Wie war ich?“ kommt uns nur schwer über die Lippen. Wir folgen lieber dem inneren Verbot „Bitte nicht um Streicheleinheiten!“ und recyclen damit alte Erinnerungen und Aufzeichnungen. Leider ist dies nur eine ineffektive Wiederverwendung von „Archivmaterial“, was die Möglichkeit, positive neue Erfahrungen zu machen, verhindert.

Wir sind vorsichtig mit „Erfolgsmeldungen“, die uns Zuwendung einbringen könnten. Auch die heutige Generation Y unterliegt diesem Gesetz. Sie holt sich die benötigte Zuwendung unter anderem anonym über die sozialen Medien. Die Zurschaustellung der eigenen Person und des eigenen Lebens in den verschiedenen Netzwerken des Internets betrachte ich als Hunger nach Anerkennung und als indirekte und verdeckte Variante, um Streicheleinheiten zu bitten.

Anregung zur Selbstreflexion: Bitten Sie andere um Zuwendung! Wie häufig bitten Sie andere um (positive / negative / bedingungslose / mit Bedingungen verbundene) Zuwendung? Um Zuwendung zu bitten könnte beispielsweise bedeuten, einen Freund zu fragen, was ihm an Ihrem Verhalten nicht gefällt. Nach dem Abschluss von Seminaren bitte ich meine Teilnehmer immer, mir Rückmeldungen zu geben, um eventuelle Verbesserungsvorschläge für zukünftige Seminare zu nutzen.

Wir lehnen Zuwendung nicht ab, obwohl wir sie nicht wollen

Das fünfte Zuwendungsspargesetz macht deutlich, dass Kinder schon früh lernen, Zuwendungen nicht zurückzuweisen, sondern dankbar zu sein, überhaupt welche zu bekommen, und zwar ungeachtet dessen, ob man zum Beispiel für sein Aussehen gelobt werden möchte oder nicht. „Ist sie / er nicht süß!“, das konnte man als Kind doch nicht zurückweisen, wenn Tante oder Onkel, die Sie gar nicht leiden konnten, Ihnen diese Art der Streicheleinheit gaben, oder? Im Job erhalten Sie vielleicht Anerkennung für Ihr fleißiges Arbeiten und Ihre 50 Überstunden im Monat und wagen kaum, etwas dagegen einzuwenden, obwohl Sie überarbeitet sind und Anerkennung dieses – mitunter gesundheitsgefährdende – Verhalten nicht aufwiegen kann.

Anregung zur Selbstreflexion: Lehnen Sie Zuwendung von anderen ab, wenn sie nicht erwünscht ist! Sie möchten nicht von jedem positive Zuwendung erhalten? Nicht bedingt und auch nicht bedingungslos? Entweder, weil Sie diese von bestimmten Personen nicht wünschen, oder weil Sie eine bestimmte Form der positiven Zuwendung nicht mögen oder sie einfach unangemessen oder unpassend wäre? Können Sie dann ablehnen?

Und wie sieht es bei einer negativen Variante der Zuwendung bei Ihnen aus? Angenommen, jemand rügt Sie ungerechtfertigterweise für ein Verhalten und wertet dabei auch Ihre Person ab. Weisen Sie diese negative Zuwendung dann zurück? Falls ja, wie häufig gelingt Ihnen das? Wie häufig lehnen Sie (positive / negative / bedingungslose / mit Bedingungen verbundene) Zuwendung ab?

Sie könnten zum Beispiel das nächste Mal, wenn Sie für Ihre geleisteten Überstunden gelobt werden, diese Anerkennung von Leistung zurückweisen und antworten: „Die eingesetzte Zeit und Energie habe ich einmalig für dieses Projekt investiert. In Zukunft werden meine Frau und die Familie (meine Freunde, Tiere etc.) jedoch wieder Vorrang haben."

Möglicherweise haben Sie auch Lust aufzulisten, welche Formen von positiver Zuwendung Ihnen nicht gut gefallen. Mich hat es früher als jüngere Frau beispielsweise öfter gestört, wenn ich ausschließlich für mein Aussehen Zuwendung erhalten habe und damit auf mein Aussehen reduziert wurde.

Gefällt Ihnen der Gedanke, dass Sie sich aussuchen können, von wem Sie sich Feedback wünschen und von wem nicht? Allein die Tatsache, nicht von jedem Menschen ungefragt eine Zuwendungseinheit erhalten zu müssen, kann heilsam sein.

Wie lehnen Sie bei nächster Gelegenheit eine positive oder negative Zuwendungseinheit, die Sie erhalten haben, aber nicht mögen, ab?

Das Zuwendungsprofil

Im Verlauf unserer Entwicklung haben wir Vorlieben für Zuwendungsarten entwickelt. Welche Zuwendung für uns wichtig oder unwichtig ist, was Beachtung oder keine Beachtung von uns findet, was wir hören oder nicht hören wollen, zeigt sich in unserem „Zuwendungsprofil" (Mckenna 1974). Sie können nachfolgend (Tabelle 7.2) Ihr Zuwendungsprofil grafisch darstellen, indem Sie die Höhe der Säulen danach ausmalen, wie häufig Sie sich selbst und anderen Zuwendung geben, sie nehmen, darum bitten und ablehnen. Welches Zuwendungsprofil haben Sie entwickelt?

Anregung zur Selbstreflexion 18

Ihr Zuwendungsprofil

	bedingt	bedingungslos	bedingt	bedingungslos	bedingt	bedingungslos	bedingt	bedingungslos	bedingt	bedingungslos	%
positiv											100
											80
											60
											40
											20
	Anderen Zuwendung geben		Sich selbst Zuwendung geben		Zuwendung annehmen		Um Zuwendung bitten		Zuwendung ablehnen		0

negativ	Anderen Zuwendung geben		Sich selbst Zuwendung geben		Zuwendung annehmen		Um Zuwendung bitten		Zuwendung ablehnen		0
											20
											40
											60
											80
											100
	bedingt	bedingungslos	bedingt	bedingungslos	bedingt	bedingungslos	bedingt	bedingungslos	bedingt	bedingungslos	%

Tabelle 7.2: Ihr Zuwendungsprofil

Haben Sie durch das Ausfüllen des Diagramms erkannt, welche Zuwendungsarten Sie gewohnt und welche Formen von Anerkennung Ihnen wichtig sind? Ist Ihnen deutlich geworden, was Sie nun verändern möchten?

Die Auswertung des Zuwendungsprofils erfolgt individuell und subjektiv. Wie bewerten Sie es, wenn Sie in Ihrem Profil im negativen Bereich einige Säulen mit sehr hohen Werten haben? In welcher Form wäre hier das Anstreben niedriger Werte für Ihre Potenzialentwicklung von Vorteil? Wenn Sie in Ihrem Profil im positiven Bereich auf die Säulen mit den geringsten Werten sehen: Wären das Bereiche, in denen höhere Werte für Sie lohnenswert sein könnten? Überlegen Sie sich, wie die Veränderung konkret in Ihrem Leben aussehen könnte beziehungsweise was Sie dafür tun oder lassen dürften. Richten Sie Ihre Aufmerksamkeit auf die Bereiche, die Sie ausbauen möchten. Auf was Sie Ihre Aufmerksamkeit richten, davon bekommen Sie mehr! Und andere Bereiche reduzieren sich automatisch.

Sie setzen Ihre Potenziale frei, indem Sie die Zuwendungsgesetze außer Kraft setzen und bewusst mit Zuwendung umgehen:

1. Geben Sie Zuwendung, wenn Sie gern möchten!
2. Geben Sie sich selbst Zuwendung!
3. Nehmen Sie Zuwendung an, wenn Sie welche möchten!
4. Bitten Sie um Zuwendung, wenn Sie welche benötigen!
5. Lehnen Sie Zuwendung ab, wenn Sie sie nicht wollen!

Es geht nicht darum, dass Sie eine bestimmte Menge an Zuwendungen bekommen oder geben müssen, um gut zu leben oder – wie Berne sagen würde – ein „Gewinner" zu werden. „Viel" ist nicht gleichbedeutend mit „gut". Manch einer kommt mit weniger Zuwendung aus, kann diese jedoch ausgiebig genießen.

Nehmen Sie sich Zeit und überlegen Sie sich, wie es für Sie stimmig ist.

Was haben Sie über sich herausgefunden?

7.3 Das Grundbedürfnis nach Struktur

Jeder Mensch trägt das Bedürfnis nach innerer und äußerer Ordnung in sich. Dieses Bedürfnis zeigt sich uns besonders dann, wenn uns Struktur fehlt. In strukturlosen Situationen versuchen Menschen zuerst, ihren „Strukturhunger" zu befriedigen, beispielsweise bei der Zusammenkunft in einer neuen Gruppe oder in Phasen privater oder beruflicher (Neu-)Orientierung. In Zeiten des Umbruchs und der Veränderung suchen Menschen nach Gewissheiten, und ihr Bedürfnis nach Sicherheit steht im Vordergrund. Obwohl viele eine Sehnsucht nach Veränderung in sich tragen, scheuen sie gleichzeitig die damit verbundenen Unsicherheiten, denn ihre Angst vor dem Unbekannten ist groß. Der „Hunger nach Struktur" und das Bedürfnis nach Ordnung sind je nach Persönlichkeit und abhängig von Lebensabschnitten, in denen wir uns befinden, unterschiedlich stark ausgeprägt.

Ein Zuviel an Strukturvorgaben kann ebenso destruktiv für Menschen und Organisationen sein wie ein Zuwenig. Überreglementierung und Starrsinn sind die Gegenspieler, die durch die Überbetonung von Strukturen eintreten.

Menschen tragen eine natürliche Motivation in sich, auch ihre Zeit strukturieren und sinnvoll gestalten zu wollen. Es gibt sechs unterschiedliche Arten (Berne 2000), wie Menschen ihre Zeit und ihr Miteinander verbringen:

- durch Rückzug
- durch Rituale
- durch Zeitvertreib
- durch Aktivitäten
- durch psychologische Spiele
- durch offene Begegnungen

Die Art und Weise, wie wir unsere Zeit gestalten, beschreibt also, wie wir unser Sozialverhalten und unsere innere und äußere Welt organisieren. Wir setzen unsere Potenziale ein, indem wir unsere Lebenszeit im Sinne unserer Bedürfnisse und Zielsetzungen strukturieren.

- **Rückzug.** Gemeint ist ein psychisches oder physisches Sichzurücknehmen, an dem andere Menschen keinen Anteil haben. Wir schaffen uns Freiräume, die uns zur Regeneration dienen, beispielsweise vor uns hin träumen, etwas lesen, schlafen oder spazieren gehen. Wir können uns am Arbeitsplatz, umgeben von Menschen, innerlich zurückziehen oder auch nach außen sichtbar, indem wir uns in den Pausenraum begeben.
  Anregung zur Selbstreflexion: Gönnen Sie sich ausreichend Auszeiten? Wie sehen Ihre Freiräume aus? Verbringen Sie Ihre Lebenszeit stark zurückgezogen?

- **Rituale.** Rituale können alltäglicher, kultureller, aber auch religiöser Natur sein. Rituale sind nach vorgegebenen Regeln ablaufende Handlungen. Mit Ritualen geben wir preis, welche Werte für uns maßgeblich sind. Zum Beispiel hat das Weihnachtsfest in vielen Familien einen stark rituellen Charakter. Rituale sind sinnstiftend und geben Sicherheit. In Zeiten von persönlichen und beruflichen Veränderungen sorgen Rituale für Beruhigung und Stabilität. Sie entlasten uns von pausenlosen Entscheidungen. Wie wäre es, wenn Sie alle Abläufe eines Tages immer wieder neu überdenken und gestalten müssten?
  Anregung zur Selbstreflexion: Welche Rituale finden Sie an Ihrem Arbeitsplatz vor? Welche in Ihrer Familie? Im Freundeskreis? Wie passen Ihre Rituale zu Ihrer aktuellen Lebenssituation? Welche Rituale schätzen Sie und wollen Sie in Zeiten der Veränderung beibehalten, damit Sie sich wohlfühlen? Welche davon missfallen Ihnen und sollten deshalb verändert werden?

- **Zeitvertreib.** Unter dem Begriff Zeitvertreib subsumiert man alle Tätigkeiten, die man zur eigenen Unterhaltung ausführt. Zeitvertreib gestaltet sich unbefangen und zweckfrei. Es müssen keine „schwerwiegenden" Themen gehoben werden. Eine „Seinsart", die vielen Menschen inzwischen verloren gegangen zu sein scheint: einfach in der Zeit weilen. Wir führen zum Beispiel einen unverbindlichen Small Talk mit alten Freunden über lang zurückliegende Gemeinsamkeiten und erzählen uns Geschichten von gemeisterten Abenteuern.
  Anregung zur Selbstreflexion: Welchen Impulsen folgen Sie gerne? Welchen Impulsen folgen Sie, wenn Sie Langeweile haben? Kennen Sie noch zweckfreie Zeiten und können Sie sich in diesen bewegen oder etwas mit der Zeit und sich anfangen?

- **Aktivitäten.** Wir gestalten unsere Zeit mit Aktivitäten, die produktiv und gewinnbringend für uns und andere sein können. Wir erhalten durch Aktivitäten Anerkennung und Informationen. Wir gehen einer Arbeit oder einem Hobby nach, treiben Sport oder interessieren uns für Kultur oder Politik. Wir engagieren uns in Ehrenämtern und reisen durch die Welt. Wir können durch Arbeit und Aktivitäten aber auch den Kontakt zu anderen vermeiden und unsere Lebensgrundendscheidungen stützen – im Sinne eines blinden Aktionismus, um dadurch bestimmte Gedanken oder schmerzhafte Gefühle zu verdrängen.
  Anregung zur Selbstreflexion: Mit welchen Aktivitäten verbringen Sie Ihre Zeit? Was wiederholen Sie wie häufig und zu welchen Zeiten?

- **Psychologische Spiele.** Kommunikationsweisen, durch die wir uns und andere in typische (meist dysfunktionale) Gesprächs- und Beziehungsmuster „hineinmanipulieren", nennt die Transaktionsanalyse „psychologische Spiele". Sie sind ineffektive Formen der Zeitgestaltung, in der die Beteiligten von verborgenen Motiven beherrscht werden und auf der Suche nach Zuwendung negative Zuwen-

dung austauschen. Psychologische Spiele ähneln einem kindlichen Spiel in dem Sinne, als dass sie einem immer gleichen Ablauf folgen. Der Unterschied liegt darin, dass ein kindliches Spiel immer positiv ausgerichtet ist. Im psychologischen Spiel startet ein Mitspieler die Kommunikation und macht seinem Gegenüber unbewusst ein Angebot, in eine bestimmte Rolle zu gehen. Auf eine gewohnte, doch nicht wirklich befriedigende Art wird versucht, Beachtung zu finden. Wenn wir beispielsweise mit einer bestimmten Person immer wieder in Streit geraten oder Konflikte ausfechten, kann das ein Zeichen dafür sein, dass wir uns gerade in einem solchen „Spiel" befinden.
Anregung zur Selbstreflexion: Welche „Spiele spielen" Sie immer wieder? Zu welchen Spielen werden Sie immer wieder „eingeladen"?
Tipp: Die Transaktionsanalyse hat bereits sehr viele Spiele beschrieben. Einen guten Überblick liefert Eric Berne in seinem Buch *Spiele der Erwachsenen: Psychologie der menschlichen Beziehungen* (2002).

- **Offene Begegnungen.** Gemeint sind echte menschliche Begegnungen, die frei von Spielen sind. Wir stehen in einem authentischen Kontakt mit unseren Mitmenschen und in einer offenen Atmosphäre, die es erlaubt, wir selbst zu sein. Wir tauschen Gefühle, Gedanken und Erfahrungen aus, ohne verletzt oder manipuliert zu werden.
  Anregung zur Selbstreflexion: Mit welchen Menschen teilen Sie diese Form von Intimität? Wie gestalten Sie diese?

Anregung zur Selbstreflexion 19

Ihr Zeitprofil

Auf welche Art und Weise gestalten Sie Ihre Lebenszeit? Wie sieht Ihr persönlicher Blick auf eine Woche oder einen Monat aus? Zeichnen Sie Ihre Bewertung zur jeweiligen Form der Zeitgestaltung intuitiv oder bezugnehmend auf Ihre Antworten zu den vorherigen Fragen in das Diagramm ein. In jeder Spalte stehen Ihnen 100 Prozent zur Verfügung. Lassen Sie sich anregen, über Ihre Zeitgestaltung nachzudenken, um verborgene Ressourcen der Zeitgestaltung aufzudecken.

Mein Zeitprofil

Rückzug	Rituale	Zeitvertreib	Aktivität	Spiele	Intimität	%
						100
						90
						80
						70
						60
						50
						40
						30
						20
						10

Wie hoch sind Ihre jeweiligen Anteile? Wie nutzen Sie aktuell Ihre Zeit? Haben Sie bisher zu viel Zeit mit Small Talk oder zu viel Zeit mit sinnlosen Aktivitäten verbracht? Ist Ihr Tag streng nach Ritualen ausgerichtet, oder sind diese wiederkehrenden Abläufe regulierend für Sie? Die Frage nach den Anteilen der psychologischen Spiele wird Ihnen möglicherweise nicht ganz so leicht fallen – wir spielen diese ja unbewusst. Vielleicht kommen Sie Ihren Anteilen auf die Spur, wenn Sie auf das schauen, was Ihnen mit anderen immer wieder passiert und nicht gefällt.

Ich lade Sie zur Neustrukturierung Ihrer Zeit und somit zur Potenzialentwicklung ein.

Was haben Sie über sich herausgefunden?

8. Innere Antreiber aufdecken

Vielleicht kennen auch Sie folgende inneren Stimmen, die uns in bestimmten Situationen fest im Griff haben und uns in unserem Leben unbewusst lenken:

- Beeil dich, du musst noch alles schaffen!
- Sei sensibel für die Bedürfnisse anderer und denk nicht an die eigenen!
- Zeige Stärke und verberg deine Gefühle, um nicht verletzt zu werden!
- Streng dich richtig an, um deine Ziele zu erreichen!
- Sei aufmerksam für Details und schau immer auf das, was noch fehlt!

Möglicherweise begleiten Sie einige dieser inneren Stimmen regelmäßig im Alltag. An manchen Tagen haben wir so viele Aufgaben und Vorhaben zu erledigen, dass wir uns bei allem, was wir tun, beeilen müssen: Wir beeilen uns täglich bei der Arbeit, um alle Deadlines einzuhalten; wir beeilen uns nach Feierabend, um noch zum Sporttreiben zu kommen oder die Steuererklärung zu machen; wir beeilen uns, wenn wir mit dem Hund Gassi gehen oder die Kinder aus dem Kindergarten abholen, weil bereits die nächsten Aufgaben auf uns warten. Wenn wir versuchen, dieses Tempo fortwährend an den Tag zu legen, werden wir zu Getriebenen und verlieren das Gefühl für einen gesunden Rhythmus von Anspannung und Entspannung.

Wenn wir uns in den Beziehungen zu Mitmenschen, Freunden oder Familienmitgliedern empathisch zeigen, werden wir in der Regel als sensible Zeitgenossen geschätzt, die einen Blick für den anderen haben und nicht nur den eigenen Narzissmus pflegen. Wenn wir allerdings uns selbst dabei verlieren, ist die Empathie einseitig ausgerichtet.

Wenn wir in Krisenzeiten Stärke zeigen, gelten wir als der Fels in der Brandung, der den Stürmen des Lebens standhält. Wird dies zum Dauerzustand, besteht jedoch die Gefahr, emotional abzustumpfen.

Wir stecken andere mit unserer Begeisterungsfähigkeit und unserem Enthusiasmus an, und unser Durchhaltevermögen lässt uns gesetzte Ziele erreichen. Wenn wir jedoch nicht aufpassen und keinen geeigneten Gegenpol schaffen, verausgaben wir uns: Wir verzetteln uns und arbeiten uns an vielen nicht enden wollenden Projekten ab.

Sind wir ausgeprägte Schöngeister, haben wir sofort einen Blick für alles Stimmige um uns herum. Übertreiben wir diese Gabe, indem wir alles, was wir anpacken, in Perfektion betreiben, werden wir uns und anderen niemals gerecht. Niemand schafft es, in allem zu 100 Prozent perfekt zu sein.

Jeder von uns kennt wahrscheinlich diese Tendenzen und die dazugehörigen inneren Stimmen. Wer dauerhaft das Gefühl hat, nicht anders handeln zu können, der zeigt sogenanntes Antreiber-Verhalten.

8.1 Ich bin nur o.k., wenn ...

Menschen entwickeln früh in ihrer Lebensgeschichte Antreiber-Dynamiken. Dadurch versuchen sie, einschränkende Botschaften, die sie als Heranwachsende von ihrer Umwelt erhalten haben, zu kompensieren. Sie kreieren eine Art Überlebensstrategie, mit deren Hilfe sie sich von einer negativen Grundeinstellung wegbewegen können: „Was kann ich tun, damit ich (doch) o.k. bin?", lautet die Frage eines Kindes, um sich wieder „in Ordnung" zu fühlen. Dem Antreiber liegen also Bedürfnisse zugrunde, die früher nicht erfüllt wurden. Diese unerfüllten Grundbedürfnisse nach Zugehörigkeit, Kontakt, Anerkennung, Zeitstruktur und Anregung begleiten uns bis ins Erwachsenenleben hinein (Kahler 2008).

Unsere verinnerlichten „Anweisungen", um o.k. zu sein, werden Antreiber oder auch Gegeneinschärfungen genannt:

- Beeil dich immer!
- Mach's immer allen recht!
- Sei immer stark!
- Streng dich immer an!
- Sei immer perfekt!

Angenommen, es wäre Ihnen ein starkes Bedürfnis, in Ihrer Wesensart gesehen zu werden und Anerkennung zu erhalten, weil Sie in früheren Jahren keine Zuwendung für Ihr Sosein, sondern stattdessen „Sei-nicht"-Botschaften erhalten haben. Um als Kind gesehen zu werden, gaben Sie sich in der Schule große Mühe, um gute Leistungen nach Hause zu bringen, weil Sie dann wahrgenommen wurden. Sie haben oft zu hören bekommen: „Ohne Fleiß kein Preis" oder „Erst die Arbeit, dann das Vergnügen". Dadurch entstand ein innerer Tauschhandel: „Wenn ich mich ordentlich anstrenge, dann bin ich in Ordnung." Die Folge: Sie geben sich bis heute viel Mühe und strengen sich an, um bestimmte Ziele zu erreichen und dadurch Zuwendung zu erhalten. Dabei legen Sie großen Wert auf Qualität und Quantität. Sie verheddern sich gelegentlich im „Dickicht" Ihrer Ideen und Projekte und beginnen einiges, was Sie nicht zu Ende bringen. Ihre Talente, Ideen zu produzieren und neue Projekte zu generieren, sowie Ihre Begeisterungsfähigkeit gehen dabei nach und nach verloren, denn sie werden von Ihren Anstrengungen verdrängt. Sie strengen sich selbst dann an, wenn es eigentlich einfacher ginge.

Menschen unterliegen nicht dauerhaft dem Einfluss von Antreibern, sie reagieren kontextbezogen. Doch wenn wir mit bestimmten Personen oder Situationen in Kontakt kommen oder unter Stress geraten, dann folgen wir unseren Antreiber-Dynamiken beinahe zwanghaft.

BEISPIEL

Carl C., Ingenieur bei einer renommierten Firma, wollte herausfinden, welche beruflichen Alternativen er eigentlich habe. Er war seit vielen Jahren in seiner Firma beschäftigt und gehörte mit Anfang 40 zur „alten Garde". Meine Frage, ob er von Umstrukturierungen betroffen sei und ob er Angst vor einem Arbeitsplatzverlust hätte, verneinte er ebenso wie die Frage, ob er ungern zu Arbeit ginge oder irgendetwas vorgefallen sei. Die persönliche und berufliche Standortanalyse ergab zunächst keine nennenswerten Störfaktoren. Dort hatte er nur den Punkt „Was mich am meisten unzufrieden sein lässt, hat zu tun mit den veränderten Ansprüchen anderer" angegeben. Er sei ein wenig beunruhigt, da in letzter Zeit viele neue und junge Kollegen dazugekommen seien. Herr C. erzählte von den jungen Arbeitskollegen, die sich voller Begeisterung und mit neuen Ideen in ihre Arbeit stürzten. So entstanden bereits einige neue Projekte rund um die Digitalisierung und die Nutzung von E-Learning. Auf meine Nachfrage berichtete er von den Vorteilen, die sich ihm in seinem Unternehmen boten. Er explorierte anschaulich, was für ihn in der Firma alles gut lief. Meine Fragen „Dürfen Sie eigentlich zufrieden sein?" und „Wann glauben Sie zu genügen?" berührten ihn. Und so kamen wir schließlich auf die Spur seiner inneren Einstellung, die ihm nicht erlaubte, sich über seine Kompetenzen zu freuen und zu genießen, was er bisher geleistet hatte. Er glaubte, niemals gut genug zu sein. „Wer rastet, der rostet" war stets seine Devise gewesen, und da alle Welt sich weiterentwickelt, glaubte er, sich ebenfalls ständig perfektionieren zu müssen. Durch die neuen Kollegen wurde seine innere Antreiber-Dynamik mobilisiert, alle Arbeiten mehr als gründlich und fehlerfrei zu machen, noch besser zu werden und nur auf das zu schauen, was noch fehlte. Er stresste sich, und in seinem Sei-immer-perfekt-Antreiber-Modus meinte er, er müsse, um mit den jungen Kollegen mithalten zu können, noch unzählige Weiterbildungen absolvieren oder gar die Firma wechseln.

Herr C. zeigte Antreiber-Verhalten: Wie im Autopilot reagierte er automatisch. Seine früh erlernte Sei-perfekt-Programmierung wurde getriggert und ließ ihn die Realität (= die tatsächliche Zufriedenheit mit seinem Arbeitsplatz) ausblenden.

8.2 Die Antreiber-Dynamiken

Die nun folgenden Antreiber-Dynamiken (Kahler 1975) beschreiben zum einen die äußeren, also beobachtbaren Verhaltensweisen und zum anderen die jeweils eigenen inneren Botschaften, die uns einengen und uns mit höchst wirksamen Grundsätzen durchs Leben führen.

Die Überzeugungen sind mit ihrem Absolutheitsanspruch jedoch nicht zu erfüllen und belasten uns selbst und die Menschen, mit denen wir uns umgeben, erheblich.

Beeil Dich immer!

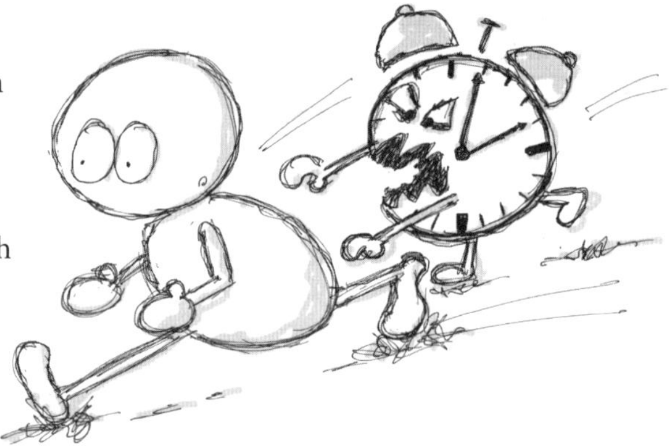

Diese Antreiber-Dynamik („Komm schnell ans Ziel!", „Schaffe viel!") treibt uns an, keine Zeit zu vergeuden. Wir sorgen schnell für die Erfüllung unserer Bedürfnisse. Durch das schnelle Tempo unterlaufen uns jedoch Fehler, und unser Anspannungs- und Entspannungsrhythmus ist gestört. Wir beeilen uns und gehen dabei ungeduldig mit uns und mit anderen um. Alles muss möglichst sofort getan werden. Wir verlieren die Fähigkeit zur Achtsamkeit und zum bewussten Handeln, Ruhezustände werden kaum noch angestrebt oder können nicht zur Regenerierung genutzt werden.

Die innere Botschaft lautet: Beeil dich immer, um alles zu schaffen, was du dir vorgenommen hast, sonst wirst du Wesentliches verpassen, und das Leben zerrinnt zwischen deinen Händen, ohne dass du es sinnvoll genutzt hast.

Mach's immer allen recht!

In dieser Antreiber-Dynamik („Sei nett!", „Sorg für die anderen!") erwarten wir von anderen Zuwendung. Wir verlieren uns in anderen und können nur schwer Nein sagen. Kritik, Konflikte und Streit werden vermieden und Verantwortungsbewusstsein für andere hat einen übertrieben hohen Stellenwert. Wir verleugnen eigene Bedürfnisse und Vorstellungen, um Zuwendung und Wertschätzung von anderen zu erreichen und Zurückweisung zu vermeiden. Wir tun uns schwer damit, eigene

Bedürfnisse, Wünsche und Standpunkte zu äußern. Der Antreiber-Dynamik „Mach's immer allen recht!" folgend, verlieren wir den Kontakt zu uns selbst.

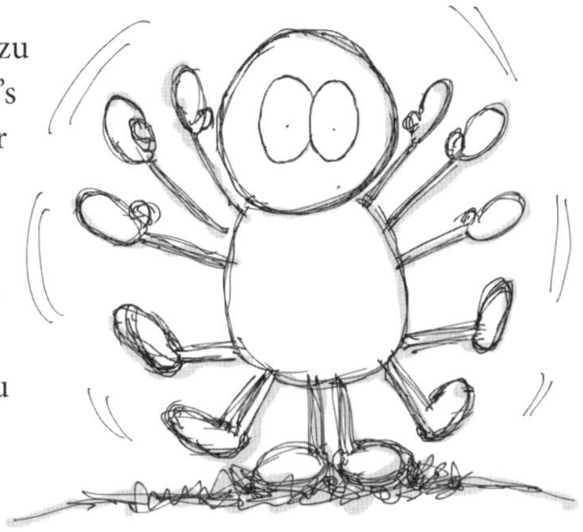

Die innere Botschaft lautet: Sei sensibel für die Bedürfnisse anderer und sorge für Frieden und Harmonie. Sei immer gefällig und freundlich, dann vermeidest du Zwietracht und Ablehnung.

Sei immer stark!

Verbunden mit dieser Antreiber-Dynamik („Zeig keine Schwäche!") glauben wir, alles unter Kontrolle zu haben und auf niemanden angewiesen zu sein. Wir erscheinen anderen gegenüber als kalt, unnahbar und gleichgültig. Wir ignorieren Schwäche und Körperwahrnehmungen und kontrollieren unsere Gefühle. Wir vermeiden die Abhängigkeit von anderen und nehmen nur ungern Hilfe von anderen an. Wir fürchten Emotionen, die eigenen und die anderer Personen, und wir lassen uns nur schwer auf Menschen und Situationen ein, über die wir keine Kontrolle haben. Wir können uns gut beherrschen und nach außen Haltung und Distanz bewahren. Wir haben alles im Blick, um schnell reagieren und uns schützen zu können. Wir sind auf der Hut vor Konkurrenz und jederzeit für einen Kampf gewappnet. Der Antreiber-Dynamik „Sei immer stark!" folgend, vermeiden wir den Kontakt zu unserer eigenen Verletzbarkeit.

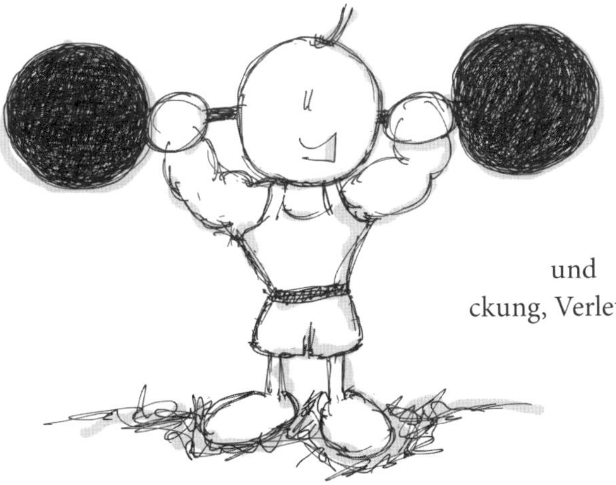

Die innere Botschaft lautet: Zeige immer Stärke vor dir selbst und vor anderen, um nicht verletzt zu werden. Sei stets aufs Schlimmste gefasst und bewahre Haltung. Schütze und sichere dich vor Unterdrückung, Verletzung und Manipulation.

Streng dich immer an!

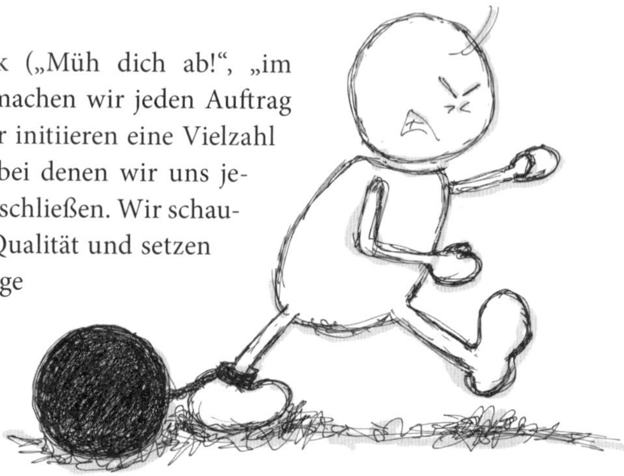

Mit dieser Antreiber-Dynamik („Müh dich ab!", „im Schweiße deines Angesichts") machen wir jeden Auftrag zu einem Jahrhundertwerk. Wir initiieren eine Vielzahl von Prozessen und Projekten, bei denen wir uns jedoch verzetteln oder sie nicht abschließen. Wir schauen mehr auf Quantität als auf Qualität und setzen uns unter Leistungsdruck. Erfolge zu genießen oder Freude über Gelungenes zu empfinden fällt uns schwer. Wir strengen uns an, auch wenn die Leistung spielerisch oder einfach zu erlangen wäre. „Man muss leiden im Leben, um zu bekommen, was man braucht" ist der geheime Leitsatz. Hilfsangebote, die es uns leichter machen sollen, werden von uns ignoriert, und wir wählen stets den anstrengenderen Lösungsweg. Da wir uns ständig in Projekten, Krisen und Problemsituationen befinden und uns dabei anstrengen, folgt dem Motto „Erst die Arbeit, dann das Vergnügen!" niemals tatsächlich das Vergnügen. Der Antreiber-Dynamik „Streng dich immer an!" folgend, unterbrechen wir den Kontakt zu der Leichtigkeit des Seins.

Die innere Botschaft lautet: Gib dir Mühe und streng dich an, um deine Ziele zu erreichen. Arbeite hart für deine Erfolge und für den Nutzen der Gemeinschaft, denn nur Schweres ist wertvoll.

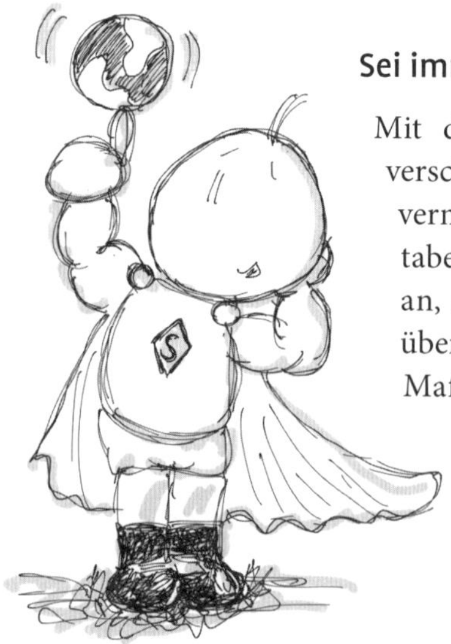

Sei immer perfekt!

Mit der Antreiber-Dynamik („Mach keine Fehler!") verschaffen wir uns Respekt bei den Menschen. Wir vermeiden Fehler. Inkompetenz ist für uns inakzeptabel. Wir nehmen Kritik und Vorschläge nur schwer an, da wir stets unser Bestes geben. Wir haben einen überhöhten Anspruch an uns selbst und setzen diese Maßstäbe auch bei anderen an. Dadurch erschweren wir uns persönliche Kontakte und Beziehungen. Wir erscheinen oft „pingelig" und extrem kritisch, und andere haben es schwer, uns auf Augenhöhe zu begegnen. In dem Streben nach Perfektion und durch die dazugehörige Leistung erfahren wir Anerkennung für unsere Person. Mit der Antreiber-Dynamik „Sei immer perfekt!“ ausgestattet, verlieren wir den Kontakt zu Spiel und Spaß.

Die innere Botschaft lautet: Erledige Arbeiten immer gründlich und fehlerfrei. Werde besser und schau auf das, was noch fehlt. Demonstriere dein Wissen und Können und vermeide Mängel, denn dann wirst du anerkannt und von anderen geschätzt werden.

Testauswertung: Ihr Antreiber-Profil

Mit der folgenden Auswertung erfahren Sie, welchen Verhaltensdirektiven und welchen grundlegenden Bedürfnissen Sie mit Ihren Antreiber-Dynamiken folgen. Setzen Sie hier die Werte Ihrer Antworten aus dem Selbstdiagnosebogen (Seite 55) ein und zählen Sie anschließend die Summenwerte für jede Antreiber-Dynamik zusammen.

„Beeil dich immer!“

Aussage	9	19	54	59	123	124	125	126	
									Total:

„Mach es immer allen recht!“

Aussage	7	12	37	52	60	116	133	134	
									Total:

„Sei immer stark!“

Aussage	30	56	96	120	121	122	132	136	
									Total:

„Streng dich immer an!“

Aussage	90	98	127	128	129	131	137	138	
									Total:

„Sei immer perfekt!“

Aussage	68	91	92	104	117	118	119	130	
									Total:

Hier können Sie Ihre Werte zusätzlich grafisch darstellen. Die maximale Punktzahl in jeder Sparte ist 32, somit wären 32 Punkte jeweils 100 Prozent.

	0%	50%	100%
Beeil dich immer!			
Mach's immer allen recht!			
Sei immer stark!			
Streng dich immer an!			
Sei immer perfekt!			

Hohe Werte in den jeweiligen Dynamiken bedeuten, dass Sie unbewusst glauben, nur dann in Ordnung zu sein, wenn Sie sich immer sehr beeilen, immer alles perfekt machen, sich immer extrem anstrengen, immer stark sind oder Sie es anderen immer recht machen.

Was haben Sie über sich herausgefunden?

BEISPIEL

Monika B., Geschäftsführerin einer sozialen Einrichtung der freien Kinder- und Jugendhilfe, hat ein feines Gespür für Beziehungen und ihr jeweiliges Gegenüber. Sie legt großen Wert auf gute Zusammenarbeit und das Funktionieren der Teams. Für sie stellen ein gutes Arbeitsklima und Konsens im Team hohe Werte dar. Frau B. berichtet von ihrer Überforderung und ihrer Angst, noch einmal wie bereits einige Jahre zuvor in eine Burn-out-Spirale zu geraten. Ich erfahre von ihr, dass die Mitarbeiter mit ihren vielen unterschiedlichen Anfragen und individuellen Wünschen zu ihr kommen und sie nicht mehr weiß, wie sie allen gerecht werden soll. Die Gedanken an die diversen Wünsche, an das Organisieren der Urlaubszeiten, den bevorstehenden Erziehungsurlaub einer Kollegin, die monatliche Einsatzplanung und den aktuellen Konflikt zwischen zwei Kollegen rauben ihr den Schlaf. Sie bemüht sich sehr, zum Wohlbefinden der anderen beizutragen und deren Wünschen zu entsprechen. Statt am Wochenende freizumachen, bearbeitet sie eingegangene Anregungen von Mitarbeitern und Kundenanfragen. Ihre eigene Erschöpfung nimmt sie kaum wahr. Sie zeigt deutlich ihre Antreiber-Dynamik: „Mach's immer allen recht!". Auf meine Feenfrage (vgl. Seite 32), was sie als Leitung tun würde, wenn sie tun und lassen könnte, was sie wollte, reagiert sie zunächst irritiert. Dann schildert sie ihre Vorstellungen und ist erstaunt über sich selbst: Die ausgesprochene Erlaubnis, sich abzugrenzen und gleichzeitig verbunden sein zu dürfen, gefällt ihr und initiiert in ihr einen Prozess der Konturenbildung als Führungsperson. Ihr Talent, das in ihrem feinen Gespür für andere und deren Stimmungen liegt, als auch ihre Loyalität und Verbindlichkeit den Mitarbeitern gegenüber bleiben erhalten. Sie ergänzt diese mit Struktur- und Prozesselementen, indem sie den Mitarbeitern Orientierung durch klare Grenzsetzungen bietet, Entscheidungen trifft und eigene Erwartungen und Wünsche äußert.

8.3 Den Antreibern zugrunde liegende Talente

Wir haben oft jahrzehntelang unsere Dynamiken gelebt und sind in ihnen „geübt". In diesem „Programm", das wir in jungen Jahren entwickelt haben, verstecken sich daher auch immer unsere Talente. Bevor die Dynamik zur Übertreibung wurde, hat sie sich als Stärke erwiesen (Kreyenberg 2003). Nutzen Sie die in den Antreiber-Dynamiken liegenden Kräfte. Der Antreiber mit Ihrem höchsten Wert beinhaltet gleichzeitig Ihre Ressourcen. Hierin liegen Ihre Potenziale. Beantworten Sie bitte die nachfolgenden Fragen – zunächst in Bezug auf Ihren höchsten Wert, danach, wenn Sie mögen, auch die Fragen zu allen anderen Antreiber-Dynamiken.

Anregung zur Selbstreflexion 20

Talente entdecken

1. **Die Schnellen („Beeil dich immer!")**
   - Wozu war es in der Vergangenheit hilfreich, dass Sie sich sehr beeilt haben?
   - Welche Fähigkeiten haben Sie dabei eingesetzt?
   - Welche davon können Sie heute noch nutzen?
2. **Die Liebenswürdigen („Mach's immer allen recht!")**
   - Wozu war es in der Vergangenheit hilfreich, dass Sie sich angepasst haben und hilfreich für andere waren?
   - Welche Fähigkeiten haben Sie dabei eingesetzt?
   - Welche davon können Sie heute noch nutzen?
3. **Die Starken („Sei immer stark!")**
   - Wozu war es in der Vergangenheit hilfreich, dass Sie Stärke gezeigt haben?
   - Welche Fähigkeiten haben Sie dabei eingesetzt?
   - Welche davon können Sie heute noch nutzen?
4. **Die Begeisterten („Streng dich immer an!")**
   - Wozu war es in der Vergangenheit hilfreich, dass Sie sich sehr angestrengt haben?
   - Welche Fähigkeiten haben Sie dabei eingesetzt?
   - Welche davon können Sie heute noch nutzen?
5. **Die Genauen („Sei immer perfekt!")**
   - Wozu war es in der Vergangenheit hilfreich, dass Sie immer Ihr Bestes gegeben haben?
   - Welche Fähigkeiten haben Sie dabei eingesetzt?
   - Welche davon können Sie heute nutzen?

Wir waren klug, als wir diese Dynamiken entwickelt haben! Mit diesen „Notlösungen" sind wir gut durch frühere Zeiten gekommen und haben dabei unsere Fähigkeiten und Kompetenzen genutzt. Für die Potenzialentwicklung ist es hilfreich, dass wir uns heute an diese Fähigkeiten und Kompetenzen erinnern und sie bewusst und überlegt einsetzen.

Möglicherweise haben Sie festgestellt, dass Sie
- in kürzester Zeit viele Dinge gleichzeitig steuern können,
- ein gutes Gespür für andere haben und sehr hilfsbereit sind,
- ein hohes Maß an Durchhaltevermögen haben und in Krisensituationen die Ruhe bewahren,
- es schaffen, Herausforderungen und wichtige Aufgaben anzunehmen,
- einen Sinn für Sorgfalt haben und gut organisiert und planerisch veranlagt sind.

Verstehen Sie Ihre Antworten als Ihre Potenziale, die Sie entdeckt haben! Die folgende Talenttabelle (Tabelle 8.1) hilft Ihnen dabei, die hinter den Dynamiken verborgenen Talente wertzuschätzen:

Antreiber-Dynamik	Darin liegendes Talent
„Beeil dich immer!“	■ Schnelligkeit ■ Zielbewusstsein ■ Aktivsein
„Mach’s immer allen recht!“	■ Einfühlsamkeit ■ Loyalität ■ Verbindlichkeit
„Sei immer stark!“	■ Kraft ■ Ruhe in Krisenzeiten ■ Widerstandsfähigkeit
„Streng dich immer an!“	■ Initiative und Interesse ■ Pflichtbewusstsein ■ Enthusiasmus
„Sei immer perfekt!“	■ Organisationstalent ■ Planerisches Denken und Genauigkeit ■ Qualitätsorientierung

Tabelle 8.1: Die „Talenttabelle“ mit den Antreibern zugrunde liegenden Talenten (nach Preukschat 2003, Schneider 2006)

8.4 Sich in Verhaltensänderungen üben

Menschen können aus Antreiber-Dynamiken aussteigen und einen Vertrag zur Potenzialentwicklung mit sich selbst eingehen (vgl. Abschnitt 10.2, Schritt 3).

Der Unterschied zwischen antreibergesteuertem Verhalten und einem Ressourceneinsatz liegt in der Bewusstheit darüber, was Sie tun oder nicht tun, was Sie loslassen oder sein lassen. Nicht die Antreiber-Dynamik steuert Sie, sondern Sie denken, fühlen und handeln bewusst im Hier und Heute, und Ihr Verhalten führt zu einem befriedigenden Ergebnis.

Sie entwickeln Ihre Ressourcen, indem Sie neues Verhalten einüben. Zum Beispiel lehnen Sie die Anfrage Ihrer Freundin, ob Sie heute Abend mit ihr ins Kino gehen wollen, ab, weil Sie sich müde und erschöpft vom Arbeitstag fühlen, der Film Sie nicht interessiert und Sie viel lieber ein heißes Bad nehmen würden. Sie üben bei dieser Absage, dass es möglich ist, in Beziehung zu Ihrer Freundin zu bleiben, auch wenn Sie Nein sagen und nicht mit ihr ins Kino gehen. Sie sind dann nicht der Antreiber-Dynamik „Mach's immer allen recht!" gefolgt, sondern haben den Abend in Ihrem Sinne gestaltet – und trotzdem die Beziehung gehalten.

Sich in Verhaltensänderungen zu üben bedeutet ...

... bezogen auf die Dynamik „Beeil dich immer!" zum Beispiel:

- *kurzfristig* für bestimmte Anlässe und Zeiten Ihr Aktivitätsniveau zu erhöhen, dann aber wieder zu einem gesunden Maß zurückzufinden,
- Ihre Arbeit in Ihrem Tempo zu planen und realistische Ziele festzulegen,
- sich den Gedanken zu erlauben, dass andere Ihnen gern zuhören, wenn Sie sprechen,
- herauszufinden, was für Sie wesentlich ist.

... bezogen auf die Dynamik „Mach's immer allen recht!" zum Beispiel:

- soziale Bezogenheit für bestimmte Stimmungen und Momente zu nutzen (Wann ist meine Hilfe wirklich gefragt und wann nicht?),
- anderen Personen Fragen zu stellen anstatt zu vermuten, was diese möchten,
- öfter zu sich selbst nett zu sein und andere Leute um das zu bitten, was man selbst möchte,
- anderen Leuten deutlich zu sagen, wenn diese etwas falsch gemacht haben.

... bezogen auf die Dynamik „Streng dich immer an!" zum Beispiel:

- *situativ* kraftvolle Leistungen zu erbringen, um danach auch wieder zu entspannen,
- sich nicht zu viel aufzuhalsen und nicht zu viele ehrenamtliche Aufgaben auszuführen,
- Ziele für den (erfolgreichen) Abschluss einer Aufgabe festzulegen,
- auch das zu tun, was leichtfällt und Freude bringt.

... bezogen auf die Dynamik „Sei immer stark!" zum Beispiel:

- für ein Projekt angemessene Beharrlichkeit zu zeigen, zugleich aber auch loszulassen, wenn der Kraftaufwand unverhältnismäßig wird,
- mit einem Aufgaben- und Zeitbuch zu arbeiten, sodass der Arbeitsaufwand abzuschätzen und im Auge zu behalten ist,
- andere Leute um Hilfe zu fragen,
- freie Zeit mit Aktivitäten zu füllen, die wirklich Freude bereiten.

... bezogen auf die Dynamik „Sei immer perfekt!“ zum Beispiel:

- sorgfältig und genau zu planen, ohne Perfektion anzustreben,
- sich realistische Standards für die Durchführung und Genauigkeit der Handlungen und Aktivitäten zu setzen,
- sich darin zu üben, die Konsequenzen des Handelns zu antizipieren,
- sich und anderen klarzumachen, dass Fehler nicht immer schlimm sind und man daraus lernt.

Seien Sie in Ihrem Veränderungsprozess achtsam und wachsam für entstehende „Gegendynamiken“. Menschen neigen in Übergangsphasen dazu, komplett gegenteilige Einstellungen und Verhaltensweisen anzunehmen: So kann jemand, der beispielsweise nach der Antreiber-Dynamik „Beeil dich immer!“ gelebt hat, möglicherweise zunächst in ein Trödeltempo verfallen, bevor er die für sich richtige Geschwindigkeit „fährt“, oder jemand, der zuvor der Antreiber-Dynamik „Sei immer perfekt!“ gefolgt ist, kann zunächst Gleichgültigkeit an den Tag legen, bevor er ein wohldosiertes und stimmiges Maß an Sorgfalt findet, das zur Situation passt. Jemand, der es bisher immer allen recht gemacht hat, denkt ab sofort nur noch an sich und vernachlässigt die Fürsorge für andere. Jemand, der sich bisher immer angestrengt hat, verwechselt Gelassenheit und Leichtigkeit möglicherweise mit Nachlässigkeit oder gar Schlamperei. Und jemand, der bisher Beharrlichkeit und Stärke gezeigt hat, verliert möglicherweise sein Engagement und resigniert.

Sich in einer dynamischen Balance der Gegensätze zu bewegen ist die Kunst, in der es sich zu üben gilt.

8.5 Die Erlaubnis, man selbst zu sein

Um Ihre Potenziale und latenten Talente zu entwickeln, können Sie neben den konkreten Verhaltensveränderungsverträgen den Ansatz des Sicherlaubens einsetzen. Eine Erlaubnis meint kraftvolle und wirksame Sätze, die der Auflösung von frühen Verboten entgegenwirken. Sie wirken auf der existenziellen Ebene und beziehen sich auf das, was uns früher einmal eingeschärft wurde. Die Erlaubnis bewirkt einen Auflösungsprozess unserer konservierten (destruktiven) Muster, die uns bisher glauben ließen, wir seien nur o.k., wenn wir die Antreiber-Dynamiken befolgen. Nun heißt es: „Ich bin auch in Ordnung und etwas wert und habe eine Daseinsberechtigung, wenn ich nicht immer stark, schnell, perfekt, angestrengt und ‚Everybody’s Darling‘ bin.“

Wir haben früher Antreiber-Verhalten entwickelt, weil wir uns o.k. fühlen wollten und weil unsere (Grund-)Bedürfnisse nicht befriedigt worden sind. Sie lösen Antreiber-Verhalten aus diesem Grund am ehesten auf, indem Sie sich den Bedürfnissen, die Ihren Antreibern zugrunde liegen, zuwenden. Fragen Sie sich, was früher nicht sein durfte, was nicht erlaubt war? Gehen Sie dabei milde und umsichtig mit sich um. Wenn Sie sich jahrelang nur o.k. gefühlt haben, wenn Sie sich so oder so verhalten haben (angestrengt waren, es allen recht machen wollten etc.), und nun auf dieses Verhalten verzichten, können Ängste und Verunsicherung entstehen. Virginia Satir, eine der bedeutendsten Familientherapeutinnen, sagte einst sinngemäß: „Alte Muster benötigen Liebe, bevor sie sich verabschieden können."

Erst wenn Ihre nun auftretenden Gefühle Beachtung und Raum finden und Sie sich den damit verbundenen Themen zuwenden, kann Ihnen Veränderung gelingen, denn dann zeigen sich Ihre Talente und Anlagen in ganzer Kraft und Vitalität.

BEISPIEL

Frau R., eine Heilpraktikerin, beklagte sich über zu wenig Kunden. Ihre Selbstständigkeit lief schleppend voran, sodass sie ihren Lebensunterhalt kaum sichern konnte. Im Coaching suchte sie eine Antwort auf die Frage, ob sie die Selbstständigkeit aufgeben und sich beruflich umorientieren solle. Über ihre biografische Selbstpräsentation erhielt ich zahlreiche Informationen. Frau R. besaß eine gut gelegene und räumlich gut ausgestattete Praxis und verfügte über zahlreiche Ausbildungen und Zusatzqualifikationen. Im Gespräch blitzten immer wieder ihre Glaubenssätze und Identitätsüberzeugungen auf. Sie tat sich schwer damit, von einem monetären Gewinn als Selbstständige zu sprechen. Erfolg war in ihrem Bezugsrahmen negativ besetzt, und Gewinn war für sie nicht mit einem helfenden Beruf zu vereinbaren. Frau R. berichtete von ihrer Herkunftsfamilie und ihrer starken Loyalität gegenüber ihrem Elternhaus. Die Eltern, Kriegskinder und einfache Leute, lebten stets nach dem Motto:„Man muss leiden im Leben, um zu bekommen, was man braucht." Die Klientin war die einzige „Erfolgreiche" in ihrer Familie. Um mit der Herkunftsfamilie verbunden zu bleiben, verbat Frau R. sich unbewusst den beruflichen Erfolg. Es durfte ihr nicht gut gehen, weil es der Familie nicht gut ging. Frau R. folgte unbewusst dem Irrglauben, dass sie sich mit einer erfolgreich laufenden Praxis und einem guten Einkommen von ihrer Familie entfernen würde. Um weiterhin dazuzugehören, verzichtete sie unbewusst auf ihren Erfolg. Ihr fehlte die innere Erlaubnis, ihr berufliches Leben zu gestalten und die Früchte ihrer Anstrengungen zu ernten. Die Bindung an den Glaubenssatz aus ihrer Vergangenheit („Ich darf nicht erfolgreich sein") schränkte sie bei ihren aktuellen beruflichen Entscheidungen ein und verhinderte so ihren Erfolg. Im Coaching wählte Frau R. für sich die folgenden beiden Erlaubnissätze aus: „Ich freue mich, dass ich wachse und mich weiterentwickle!" und „Es ist in Ordnung, wenn ich Grenzen ausprobiere, Nein sage und mich von meinem Glaubenssatz ‚Ich darf nicht erfolgreich sein!' löse!". Im weiteren Verlauf ging es dann um die Festigung der Erlaubnisse, mit Freude und Leichtigkeit ihren Lebensunterhalt zu sichern und gleichzeitig mit der Familie verbunden zu bleiben.

Die Erlaubnissätze, die zur Lösung beitragen, sollten kraftvoll sein, damit dysfunktionale Gefühle und damit zusammenhängende Symptome bearbeitet werden können. Die Selbstbeziehung wird verbessert durch die mit den Erlaubnissen einhergehenden und verbundenen Handlungen, womit auch die Verbesserung der Beziehung zu anderen einhergeht. Durch die Erlaubnisse beginnen Sie, sowohl Vorwürfe, die Sie sich selbst oder anderen machen, als auch festgefahrene Erwartungshaltungen und einschränkende Loyalitäten aufzulösen. Die Selbstsabotage, die Ihnen bisher als Erklärung dafür diente, warum Sie zum Beispiele bestimmte Ziele nicht erreicht, Probleme nicht gelöst und Beziehungen nicht harmonisch gestaltet haben, steht Ihnen dann nicht mehr zur Verfügung. Ihre Talente und Potenziale können sich entfalten und gelebt werden.

Anregung zur Selbstreflexion 21

Erlaubnissätze auswählen

Wählen Sie bitte die Erlaubnissätze (nach Levin 1982, Schneider 2013) aus, die Sie gefühlsmäßig ansprechen und bei Ihnen eine positive Resonanz erzeugen. Vielleicht empfinden Sie dabei ein wohliges Gefühl im Bauch oder Sie spüren, wie Sie bei dem Satz tief durchatmen oder gar emotional berührt werden. Suchen Sie sich zunächst so viele Sätze aus, wie Sie möchten. Gehen Sie danach erneut durch Ihre Auswahl und zentrieren Sie sich auf den Erlaubnissatz, der auf Sie den stärksten positiven Effekt hat:

1. Ich darf mich anderen nahe fühlen und gleichzeitig ich sein!
2. Es ist in Ordnung, wenn ich die Initiative ergreife und Einfluss nehme!
3. Ich kann eigenständig handeln und gleichzeitig Unterstützung bekommen!
4. Ich darf neugierig und intuitiv sein!
5. Ich darf erforschen und ausprobieren!
6. Ich darf andere Menschen wissen lassen, wenn ich mich ärgere!
7. Ich darf Aufmerksamkeit erhalten und in der Weise handeln, wie ich fühle!
8. Ich freue mich, dass ich wachse und mich weiterentwickele!
9. Ich darf sein, ich darf leben!
10. Meine Bedürfnisse sind in Ordnung!
11. Ich darf mir Zeit lassen, mir meinen Raum geben!
12. Ich darf Fürsorge und Anerkennung entgegennehmen und genießen!
13. Es ist in Ordnung, wenn ich mich in die Welt hinausbewege, sie erforsche, meine Sinne nähre und mich versorge!
14. Ich darf mir darüber im Klaren sein, was ich brauche!
15. Ich darf Gedanken zu meinen Gefühlen und Gefühle zu meinen Gedanken haben!
16. Ich darf für mich selbst denken!

17. Es ist in Ordnung, wenn ich Grenzen ausprobiere und sie ausweite, Nein sage und mich von XY löse!
18. Ich darf stark sein und dennoch Bedürfnisse haben!
19. Es ist in Ordnung, die Konsequenzen meines eigenen Handelns herauszufinden!
20. Ich brauche mich nicht ängstlich oder traurig oder verrückt zu verhalten, damit sich jemand um mich kümmert!
21. Es ist in Ordnung, wenn ich erforsche, wer ich bin!
22. Ich darf meine eigene Sicht der Welt haben und mich verbunden fühlen!
23. Ich darf es auf meine Weise tun oder lassen!
24. Ich darf überlegen, bevor ich auf meine Weise handele!
25. Ich darf mich auf meine Gefühle verlassen und mich von ihnen leiten lassen!
26. Ich brauche nicht zu leiden, um zu bekommen, was ich brauche!
27. Es ist in Ordnung, wenn ich lerne, Dinge auf meine Weise zu tun, und meine eigene Vorgehensweisen habe!
28. Ich darf selbstständig und gleichzeitig bezogen auf andere sein!
29. Es ist in Ordnung, auch für andere und die Welt in angemessener Form Verantwortung zu übernehmen!
30. Es ist in Ordnung, für meine eigenen Bedürfnisse, Gefühle und Verhaltensweisen verantwortlich zu sein!
31. Es ist in Ordnung, mich heil und als Teil eines größeren Ganzen zu fühlen!
32. Es ist in Ordnung, an dieser Stelle meiner Entwicklung zu sein!
33. Es ist in Ordnung, wenn ich meine eigene Sicht der Welt habe, meine Stärken ausprobiere und mich verbunden fühle!
34. Ich darf auch für mich allein sein!

Haben Sie einen oder mehrere Erlaubnissätze für sich gefunden? Wenn Sie möchten, dann lesen Sie sich den Satz oder alle Ihre ausgewählten Sätze laut vor. Schreiben Sie sich den Erlaubnissatz auf eine größere Karte, stellen Sie sie auf Ihren Schreibtisch oder tragen Sie diese bei sich.

Überlegen Sie sich, was sich in Ihrem Leben konkret ändern würde, wenn Sie nach dieser Erlaubnis leben. Vielleicht wird es zunächst unbequem und ungewohnt für Sie sein. Bald werden Sie jedoch bemerken, wie dadurch mehr Lebendigkeit und Leichtigkeit in Ihr Leben kommen werden – und wie Sie Ihre Potenziale entfalten.

Was sich in meinem Leben konkret ändert, wenn ich mit dieser Erlaubnis lebe:

___

___

___

___

9. Psychologische Spiele vermeiden

Sie wurden in diesem Buch schon öfter gefragt, weshalb Ihnen das eine oder andere immer wieder passiert, warum bestimmte Begegnungen einen immer gleichen Verlauf oder ein bestimmtes Ende nehmen. Wahrscheinlich sind Sie in solchen Fällen in psychologische Spiele verwickelt gewesen. Ja, Menschen spielen Spiele miteinander. Damit sind nicht die schönen und Spaß machenden Gesellschaftsspiele wie Rommé, Kniffel oder Mensch ärgere dich nicht gemeint, sondern psychologische Spiele, in denen es in der Regel keine Gewinner gibt. Alle Spieler gehen als Verlierer aus diesen Spielen, denn es sind eher „faule Gewinne", die jemand am Ende des Spiels erhält. Ein psychologisches Spiel „besteht aus einer fortlaufenden Folge verdeckter komplementärer Transaktionen, die zu einem ganz bestimmten, voraussagbaren Ergebnis führen" (Berne 2014, S. 67). Bei solchen unbewussten psychologischen Spielen sind wir tatsächlich mit unseren Gefühlen identifiziert. Im Gegensatz zu „Manövern", mit denen wir bewusst etwas inszenieren und wissend manipulieren.
Menschen verstehen oftmals nicht, warum sie in Konflikte oder schwierige Situationen geraten, ebenso wissen sie nicht, was sie sich für sich selbst wünschen oder in den Beziehungen zu anderen brauchen. Ohne es zu wissen, laden wir andere und uns selbst zur Selbstausbeutung ein.

Wir laden uns selbst und andere zur Selbstausbeutung ein.

Schärfe und Tiefe eines Spiels variieren. Im Rahmen der Transaktionsanalyse werden Spiele ersten, zweiten und dritten Grades unterschieden:

Spiele ersten Grades sind in der Regel harmlose Spiele, die wir privat, in der Öffentlichkeit oder mit Bekannten spielen. Es geht dabei um Situationen, in denen wir uns ärgern, beispielsweise um einen kleineren Disput unter Kollegen oder um Streit mit einer Nachbarin. Solche unschönen Konfrontationen überwinden wir leicht.

Spiele zweiten Grades werden in der Regel nicht mit Fremden gespielt, sondern mit Personen, die man gut kennt und zu denen eine intensivere Beziehung besteht. Hier können immer wieder Verletzungen entstehen, alte Wunden werden berührt, und wir sind emotional involviert. Wut und „Rachegelüste" auf den besten Freund oder gar Ehepartner könnten entstehen und uns längere Zeit gedanklich beschäftigen. Spiele zweiten Grades haben sozial unangenehme und schädliche Folgen.

Spiele dritten Grades führen in der Regel zu Eskalation und zum verbalen oder buchstäblichen Schlagabtausch. Sowohl Handgreiflichkeiten, körperliche Gewalt als auch gerichtliche Auseinandersetzungen können hierbei vorkommen. Bevor es so eskaliert, wurden zuvor viele Jahre lang Spiele zweiten Grades gespielt.

Es gibt Gründe dafür, warum wir unbewusst psychologische Spiele spielen. Wir versuchen, auf gelernte, aber destruktive Art und Weise Bestätigung und Beachtung zu finden, uns die Zeit zu vertreiben, die Nicht-o.k.-Lebenspositionen zu verstärken, sofern diese bei uns vorherrscht, oder Skript-Glaubenssätze zu bestätigen. Die Rollen, die gespielt werden, entsprechen gelernten Haltungen und unbewussten Verhaltensmustern, mit denen wir anderen Menschen begegnen. Psychologische Spiele werden aus einer inneren Notlage heraus gespielt oder deshalb, weil es die beste Möglichkeit ist, sich gegen die Spiele eines anderen zu wehren. Manche gehen auch auf „Spielangebote" ein, weil sie keine alternativen Verhaltensformen kennen, um damit umzugehen. Menschen fühlen sich durch die Spiele lebendig, weil sie mit ihnen ihre Sicht auf die Welt, die Menschen und die (Lebens-)Aufgaben, die es zu erledigen gilt, festigen und sie dadurch innige und nahe Beziehungen und Schmerz vermeiden. In innigen Beziehungen mit anderen Menschen zu stehen ist zwar eigentlich positiv. Aber bei einer Vielzahl von Menschen löst allein die Vorstellung von einer innigen Beziehung Angst aus. Die Erfahrungen im Zusammenhang mit innigen Beziehungen fehlen ihnen oder stammen von früher und sind mit negativen Erinnerungen verbunden. So werden innige Beziehungen mit anderen durch Spielmanöver (unbewusst) verhindert. Doch es ist ein hoher Preis, der für diese scheinbare Lebendigkeit gezahlt werden muss. Wir vergeben damit die Chance, in einen „echten Kontakt" mit Menschen zu treten, Verbundenheit zu empfinden und spielfreie Beziehungen zu gestalten.

Wir unterdrücken unsere Potenziale und verzichten auf echten Kontakt.

Wenn psychologische Spiele unser Leben leiten, sind wir von einer autonomen Lebensweise weit entfernt – und damit auch von unseren Talenten. Unsere Ressourcen und Potenziale können sich nicht entfalten. Wir verzichten auf Nähe und werten andere ab. Wir verzichten auf heilsame innere Begegnungen mit unserer Vergangenheit. Wir werten uns und unsere Fähigkeiten, zu denken, zu fühlen und zu handeln ab. Für die Entwicklung unserer Talente ist es notwendig und lohnenswert, aus psychologischen Spielen auszusteigen!

Die Voraussetzung dafür, aus Spielen aussteigen zu können, ist, ein genaues Bild davon zu haben, wie die jeweiligen Spielerrollen aussehen, welche Spiele in welchen Rollen gespielt werden und wie Sie in psychologische Spiele einsteigen. Das sogenannte Drama-Dreieck hilft Ihnen dabei.

9.1 Das Drama-Dreieck

Wie in den griechischen Mythologien inszenieren wir noch heute Dramen – sowohl im Beruf als auch im privaten Alltag. Diese Dramen sind mit den drei manipulativen Rollen des Retters, des Verfolgers und des Opfers besetzt. Mithilfe des Drama-Dreiecks (vgl. Abbildung 9.1) erkennen wir Spiele und die dazugehörigen Rollen, aus denen heraus die Mitspieler unbewusst agieren. Die folgenden Beschreibungen zeigen, wie sich jemand aus den Drama-Rollen heraus verhält, wie er sich fühlt und wie er denkt (– und dabei auf seine Potenzialentfaltung verzichtet).

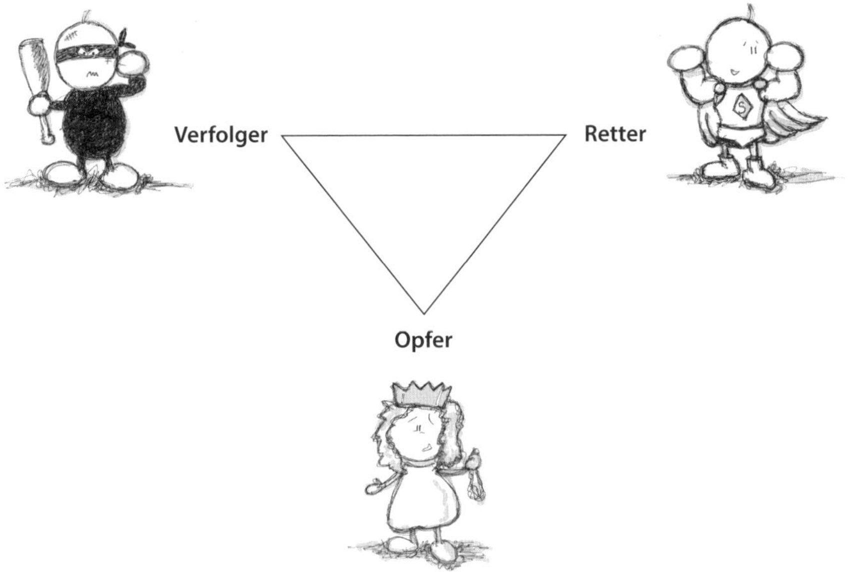

Abbildung 9.1: Drama-Dreieck

Die Rolle des Retters

Wenn sich jemand in einer Retterrolle befindet, schließt das die Haltung mit ein, dass das Gegenüber hilflos und unfähig ist und nur der Retter helfen könne. Mit der Rolle des Retters ist eine Selbstgerechtigkeit verbunden. Retter sind davon überzeugt, anderen helfen zu müssen, auch wenn der andere keine Hilfe benötigt. Retter denken für andere und übernehmen die Verantwortung. Damit verhindern sie das autonome Denken des anderen. In dieser Rolle erzeugen Retter in Beziehungen Abhängigkeiten und besitzen dadurch ein hohes Maß an sozialer Kontrolle.

Zu den typischen Retterspielen gehören zum Beispiel Aussagen wie „Ich will Ihnen doch nur helfen“, „Lassen Sie mich das für Sie machen“ oder „Ich will doch nur Ihr Bestes“. Das unbewusste oder vorbewusste Ziel von Retterspielen ist nicht, dem anderen wirklich zu helfen, sondern dem anderen zu beweisen, dass dieser eigentlich minderwertig ist und Hilfe benötigt.

Die Rolle des Opfers

In der Opferrolle verhält sich eine Person so, als ob ihr von allen übel mitgespielt würde. Sie fühlt sich unterlegen und glaubt, dass ihre Denk-, Fühl- oder Handlungsfähigkeiten nicht ausreichen, um autonom agieren zu können. Aus diesem Grund manipulieren Opfer andere und erzeugen einen hohen moralischen Druck: „Ich weiß gar nicht, wie ich das alles wieder alleine schaffen soll.“ In der Opferrolle übernehmen Menschen keinerlei Verantwortung und folgen unbewusst der Devise: „Ich muss mich nur klein und hilflos geben, mich abwerten und Schuld auf mich nehmen, dann bekomme ich, was ich zum Leben brauche.“ Der Preis dafür ist, dass die Opfer erleben müssen, wie über ihren Kopf hinweg gehandelt und über sie bestimmt wird.

Zu den typischen Opferspielen gehört zum Beispiel das Signal: „Bestrafen Sie mich!“ Damit sind all die Spieler gemeint, die durch ungeschicktes Verhalten Kritik und Strafe herausfordern. Manche spielen auch das „Holzbeinspiel“, dabei kokettieren sie mit einem echten oder einem eingebildeten Gebrechen, mit denen sie das Mitleid anderer erregen wollen. Sie stellen ihre Unfähigkeit zu denken, fühlen oder zu handeln zur Schau. Auch mit dem Spiel „Ist es nicht schrecklich mit mir?“ will der Spieler nur die Bestätigung dafür haben, dass er nicht in Ordnung ist, weil das seiner Selbstsicht entspricht und ihm daher – paradoxerweise – Sicherheit gibt.

Die Rolle des Verfolgers

Personen in der Verfolgerrolle setzen andere herab, verletzen und kritisieren sie übermäßig. Zu unterscheiden sind Verhaltensweisen des Verfolgers von tatsächlichem Ärger oder Kritik, dem wir Ausdruck verleihen. Der Verfolger greift zu Rundumschlägen und Pauschalisierungen, macht Schuldzuweisungen und Vorwürfe. Er differenziert seine Angriffe nicht und braucht andere, die ihm unterlegen sind, um ihnen zu zeigen, dass sie nicht in Ordnung sind. Der Verfolger strebt nach Kontrolle über andere und geht von der Unzulänglichkeit anderer Menschen aus. Er genießt bei seinem Gegenüber Respekt, und manch einer schmeichelt ihm, um nicht verfolgt zu werden.

Zu den typischen Verfolgerspielen gehört zum Beispiel das Signal: „Wenn es nicht Ihretwegen wäre …“ Hierbei signalisiert der Verfolger seinem Gegenüber, dass man ständig auf ihn Rücksicht nehmen müsse und er deswegen nicht o.k. sei. Oder: „Jetzt habe ich Sie wieder erwischt, Sie Schweinehund!“ Dabei handelt es sich um ein sehr beliebtes Verfolgerspiel, das nicht nur zwischen einzelnen Personen, sondern zwischen ganzen Abteilungen und Unternehmensbereichen ablaufen kann. Ziel des Spiels ist, einen Schuldigen bzw. einen Sündenbock zu finden. Das „Ja, aber“-Spiel ist zweifellos eleganter, von der Absicht her ändert es aber nichts: Der andere hat nicht das Recht, der andere ist nicht o.k. – und ich (= der Verfolger) kann das besser oder ich bin besser.

9.2 Die „Spielformel“: Dynamiken psychologischer Spiele

Bei einem psychologischen Spiel verlassen wir immer die „Ich bin o.k. / Du bist o.k.“-Grundhaltung und starten die Kommunikation aus einer spezifischen Rolle heraus. Wir machen unserem Gegenüber unbewusst das Angebot, auch in eine Rolle zu gehen. Ein Spiel verläuft immer nach derselben Abfolge bzw. Spielformel (Abbildung 9.2). Dieser routinierte Ablauf gibt uns Sicherheit:

1. Der Köder als Einladung

Jedes Spiel beginnt mit einem Köder, der ausgeworfen wird. Der Köder ist in der Regel an eine Abwertung gekoppelt. Der Einladende wertet eigene Gefühle, eigene Fähigkeiten oder Fertigkeiten ab, oder er ignoriert Gefühle, Fähigkeiten oder Fertigkeiten seines Gegenübers. Die Realität wird ausgeblendet oder verzerrt und umgedeutet (redefiniert).

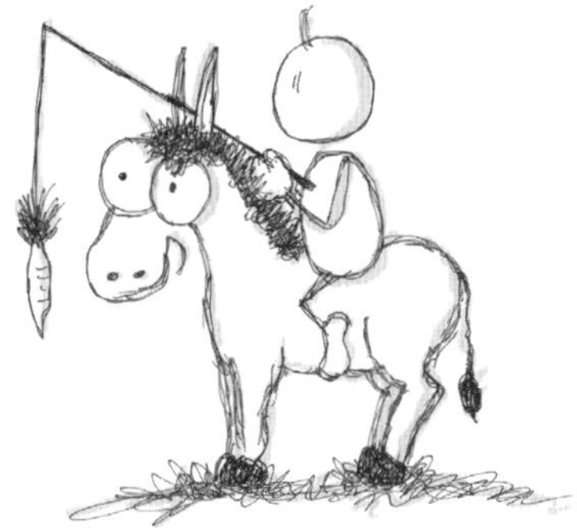

BEISPIEL

Herr Frank F. möchten sich mithilfe eines Coachings beruflich neu aufstellen. Es gehe ihm darum, ein neues Berufsfeld zu finden, das gut zu ihm passe, da er in seinem alten Umfeld unzufrieden sei. Während des Coachings schickt er die erste Spieleinladung an den Coach, indem er sagt, dass dies bereits sein dritter Versuch sei, mit einem Coach zielführend zu arbeiten. Leider seien die bisherigen Bemühungen erfolglos gewesen. Das war eine Spieleinladung von Herrn F. an den Coach zum Spiel „Holzbein", das heißt, er kokettiert mit seinem vermeintlichen Gebrechen und wertet sich selbst ab, indem er betont, ein schwieriger und hoffnungsloser Fall zu sein. Er wertet sein Gegenüber ab, indem er ihm sagt, dass schon einige Coaches erfolglos mit ihm gearbeitet hätten. Er hält an seinem Opferstatus fest und umgeht die Möglichkeit, bei seiner Suche nach einem neuen Berufsfeld erfolgreiche Wege zu beschreiten.

2. Anbeißen

Eine Einladung gelingt, wenn das Gegenüber „anbeißt". Und das geschieht in der Regel dann, wenn es sich aufgrund seiner erlernten Verhaltensmuster Beachtung verspricht.

Der Coach im oben genannten Beispiel schnappte nach dem Köder, indem er Herrn F. erklärte, warum er der richtige Coach für ihn sei und dass er ihm sicherlich auf dem beruflichen Weg Unterstützung anbieten könne. Als Coach fühlte er sich angespornt, das zu schaffen, was den anderen Coaches bisher nicht gelungen war. Er entdeckte die Falle nicht.

3. Parallele Transaktion

Es folgt eine Reihe paralleler Transaktionen. Hierbei wird fast immer der Eindruck erweckt, als würden die Gesprächspartner aneinander vorbeireden und Teile der Wirklichkeit ausblenden.

Der Coach setzte in Folge eine Handvoll passender Interventionen ein, die von Herrn F. jedoch allesamt abgewiesen wurden, etwa mit Begründungen wie: „In meinem Alter kann ich so eine lange Weiterbildung doch nicht mehr beginnen", „Ich glaube, das hat wenig Sinn, weil ich das Kompetenzprofil dieses Berufsfelds nicht erfülle", „Diese Idee habe ich auch schon ausprobiert, aber für diesen Bereich gibt es viel zu viele Bewerber!"

4. Rollenwechsel

Im nächsten Schritt erfolgt ein Rollenwechsel, der an einem Wechsel der Ich-Zustände zu erkennen ist.

Nach einem längeren Hin und Her verschiedenster Interventionen seitens des Coaches und Abwertungen seitens des Herrn F. wurde Letztere ungeduldig. Er fragte, was der Coach denn nun noch für ihn tun könne. Der Coach fühlte sich verunsichert und kam in Handlungsnot.

5. Moment der Verwirrung

Mit dem Wechsel der Rollen geht im Allgemeinen ein Moment der Verwirrung einher.

Der Coach ging innerlich in eine Verteidigungs- und Rechtfertigungsposition. Er war verunsichert, da seine Hypothesen und Interventionen von Herrn F. abgelehnt wurden.

6. Gewinn

Der vermeintliche Nutzen des Spiels zeigt sich am Ende, wenn alle Beteiligten vertraute, altbekannte Empfindungen verspüren und das Geschehen in ihren Bezugsrahmen und ihr Weltbild einordnen können.

Herr F. hatte am Ende das Gefühl, es wieder einmal nicht geschafft und keine passende Lösung gefunden zu haben. Mit den Worten „Ich bin wohl ein hoffnungsloser Fall" fand er sich und seine Sicht auf die Dinge bestätigt. Der Coach startete erneut einen Rettungsversuch, indem er ihn ermutigte, in der nächsten Sitzung gemeinsam weitere Lösungsoptionen zu entwickeln.

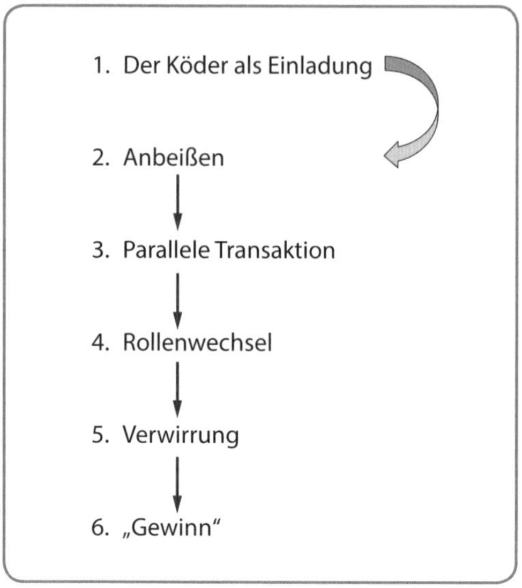

Abbildung 9.2: Die Spielformel in Kurzform

Retter, Opfer und Verfolger – haben Sie sich in einer dieser Rollen wiedererkannt? Nicht jedes Mal, wenn man, so wie Frank F., in einem bestimmten Feld unterschiedliche Dinge ausprobiert hat, die tatsächlich nicht funktioniert haben, und man diesen Umstand beklagt, ist man bereits in der Opferrolle. Es kann tatsächlich angebracht sein, mehrmals den Coach zu wechseln, bis man die richtige Begleitung gefunden hat. Ob man sich in der Opferrolle befindet oder „das Jammern" gerechtfertigt ist, zeigt sich unter anderem am Ergebnis der Bemühungen: Habe ich nach vielen Anläufen einen für mich passenden Coach gefunden – oder suche ich nach Jahren immer noch und beklage meinen Mangel?

Wenn Sie erfahren möchten, welche Ihre favorisierte Spielfigur ist, nutzen Sie wieder den Selbstanalysebogen zur Potenzialentwicklung.

Testauswertung: Ihr Spielprofil

Tragen Sie für die Auswertung Ihres Spielprofils die jeweilige Punktzahl Ihrer Antworten aus dem Test (Seite 55) in den folgenden Auswertungsbogen ein. Das Testergebnis zeigt an, in welchem Ausmaß Sie die einzelnen Rollen des Drama-Dreiecks spielen. Je höher Ihre Punktzahl in einer Rolle ist, desto höher die Wahrscheinlichkeit, dass Sie die jeweilige Rolle als Retter, Opfer oder Verfolger spielen.

Verfolger:

Aussage	11	26	31	36	77	78	79	81	117	
										Total:

Retter:

Aussage	2	7	22	27	37	42	47	116	118	
										Total:

Opfer:

Aussage	15	25	40	66	67	85	86	102	112	
										Total:

Stellen Sie den jeweiligen Energielevel Ihrer Spielfiguren auch gerne grafisch dar. Die maximale Punktzahl in jeder Sparte ist 36. Somit entsprechen 36 Punkte 100 Prozent.

	0%	50%	100%
Verfolger:			
Retter:			
Opfer:			

Welche ist Ihre Lieblingsrolle? Und welches Ihr Lieblingsspiel? Was sind Ihre charakteristischen „Köder“? Mit wem finden die Spiele häufig statt, und wie beginnen sie? Lernen Sie die Köder kennen, auf die Sie reagieren! Wo liegt Ihre „Achillesferse“, Ihr „wunder Punkt“? Wann verteidigen Sie sich, und wann fühlen Sie sich angegriffen? Was passiert Ihnen in Ihrem Leben immer wieder? Mithilfe der nächsten Übung können Sie Ihren unbewussten Spielplan herausfinden. Beschränken Sie sich bitte dabei auf *einen* Fall oder *eine* Situation.

Anregung zur Selbstreflexion 17

Ihr geheimer Spielplan

Mit wem habe ich immer wieder Schwierigkeiten?

Wie fängt es an? Bei welchen „Ködern“ beiße ich an?

Wer spielt welche Rolle?

Was passiert dann?

Wie könnte ein Kurztitel des Spiels, das Sie spielen, lauten?

Wie endet die Situation? Wie fühlen Sie sich am Ende?

___

___

___

Welche innere Einstellung empfinden Sie als bestätigt?

___

___

___

Welchen vermeintlich „positiven“ Gewinn haben Sie am Ende des Spiels?

___

___

___

Wie und bei welcher Gelegenheit könnten Sie damit beginnen, das Spiel zu beenden?

___

___

___

Was möchten Sie in Zukunft anders machen?

___

___

___

Mit der Beantwortung dieser Fragen hat Ihr Ausstieg aus psychologischen Spielen begonnen. Sie üben sich dabei im Erkennen eigener und fremder Spieleinladungen. Im besten Fall treten Sie auch in Kontakt mit Ihren darunterliegenden Bedürfnissen.

9.3 Aus Spielen aussteigen: das Talent-Dreieck

Alles, was den festen Ablauf eines psychologischen Spiels irritiert oder stört (Abbildung 9.3), eignet sich dafür, solche Spiele zu unterbinden. Die Rollen befeuern sich gegenseitig, denn ohne ein Gegenüber sind unsere Rollen kraftlos. Mit etwas Übung und Mut wird es Ihnen gelingen, den Impulsen aus den Retter-, Opfer- und Verfolgerrollen standzuhalten und nicht mehr automatisch bzw. unbewusst zu folgen.

Der Ausstieg aus der Verfolgerrolle: konfrontieren statt verfolgen

Der Ausstieg aus der Verfolgerrolle wird Ihnen gelingen, indem Sie andere Leute nicht mehr ungerechtfertigt kritisieren und herabsetzen. Gestalten Sie Ihre Beziehungen aus einer O.k. / o.k.-Position heraus und lernen Sie die Andersartigkeit der anderen zu respektieren. Vielleicht heißen Sie manches an anderen Personen nicht gut; dann konfrontieren Sie sie mit Ihren eigenen Gefühlen und Wünschen und drücken Sie diese direkt aus, anstatt zu manipulieren. Sagen Sie beispielsweise: „Ich spüre Ärger in mir, wenn du dich nicht an unsere Vereinbarungen hältst." Solch eine Konfrontation kann dem anderen auch einen blinden Fleck deutlich machen, ihn also auf etwas hinweisen, was er bisher nicht sah, und so die Selbsterkenntnis fördern, anstatt ihn zum Verfolgten zu machen. Vertreten Sie Ihre Meinung, fordern Sie und setzen Sie Grenzen – und bieten Sie im Bedarfsfall konstruktive Lösungen an.

Der Ausstieg aus der Retterrolle: unterstützen statt retten

Dieser Ausstieg wird Ihnen gelingen, indem Sie anderen zum Beispiel nicht mehr ungefragt Ihre Hilfe anbieten. Fragen Sie Ihr Gegenüber danach, was es braucht, und sprechen Sie es im Erwachsenen-Ich an. Unterstützen Sie, anstatt zu retten. Sie helfen effektiv dort, wo es offensichtlich notwendig ist. Fragen Sie, welche Erwartungen der andere an Sie hat, anstatt ohne Absprache zu agieren. Zum Beispiel: „Was kann ich für Sie tun?" oder „Welche Hilfe wünschen Sie sich von mir?". Und ganz wichtig: Achten Sie dabei auf Ihre Bedürfnisse und eigenen Einschätzungen! Machen Sie nichts, wovon Sie nicht überzeugt sind, dass es wirklich hilft, und lassen Sie sich nicht ausbeuten.

Der Ausstieg aus der Opferrolle: bitten statt (sich oder andere) abzuwerten

Der Ausstieg aus der Opferrolle wird Ihnen gelingen, indem Sie um Hilfe bitten und mitteilen, welche Art von Unterstützung Sie benötigen. So werden Sie sich Ihrer Autonomie und Handlungsfreiheit bewusst und übernehmen die Verantwortung für Ihre Wünsche und Bedürfnisse. Sie bitten, anstatt sich oder andere abzuwerten. Auch wenn Ihnen jemand hilft, behalten Sie die Zügel in der Hand. Sie treffen mit Ihrem Gegenüber Vereinbarungen und nehmen die Hilfe an, die Sie in einzelnen Lebenslagen brauchen: „Ich würde mich freuen, wenn du mir bei dieser für mich kniffligen Aufgabe helfen könntest."

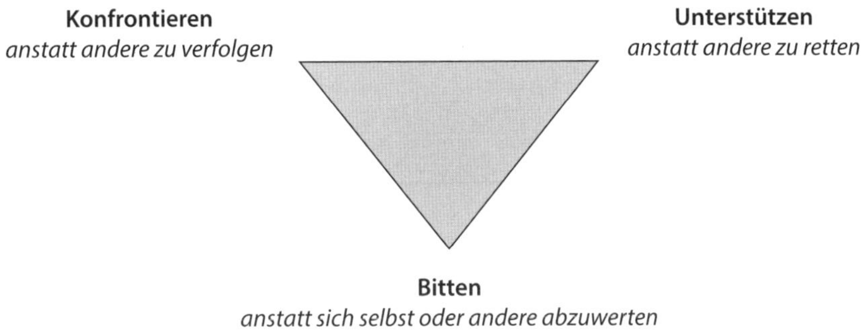

Abbildung 9.3: Talent-Dreieck

BEISPIEL

Erinnern Sie sich noch an Annemarie M. aus einem der vorherigen Fallbeispiele (vgl. Seite 69)? Sie traf als Kind die Entscheidung, schnell erwachsen zu werden, und sorgte auch im hohen Alter noch (ungefragt) für ihre beiden Geschwister. Frau M. arbeitet heute als Dozentin an Volkshochschulen und bietet Kochkurse an. Sie findet dort viele Gleichgesinnte, mit denen sie sich nach den Kochveranstaltungen trifft, Rezepte austauscht und bespricht. Im Unterschied zu früher hat Frau M. ihre ausgeprägte Hilfsbereitschaft reflektiert und setzt sie nun bewusst ein. Sie rettet andere Menschen nicht mehr ungefragt, sondern hilft ihnen, wenn diese sie um Hilfe bitten. Sie weiß inzwischen, wie sie zwischen ihren und den Bedürfnissen der anderen unterscheiden und eine gute Balance halten kann. Es ist ihr gelungen, aus der Retterrolle, die sie früh gelernt hatte, auszusteigen.

Durch den Ausstieg aus psychologischen Spielen kommen Sie in Kontakt mit Ihren ursprünglichen Talenten. Sie lernen auf direktem und „spielfreiem“ Weg, Beachtung und Zuwendung zu finden und zu geben. Dass Ihnen der Spielausstieg gelungen ist, erkennen Sie daran, dass Sie nicht mehr emotional auf bestimmte Situationen anspringen und auf konstruktive Weise mit offenen oder verdeckten Vorwürfen umgehen können. Sie erkennen es auch daran, dass Sie „Nebenkriegsschauplätze“ verlassen und somit Energien freisetzen für die wichtigen Dinge in Ihrem Leben. Langfristig gesehen werden Sie

- mit Menschen wieder in echten Kontakt gehen,
- aufrichtige Beziehungen aus einer o.k. / o.k.-realistischen Haltung eingehen,
- Nähe erleben,
- heilsame innere Begegnungen mit Ihrer Vergangenheit gestalten und
- Ihre latenten Talente beleben und zum Einsatz bringen.

10. Wie Ihnen Veränderung dauerhaft gelingt

Die vorhergehenden Kapitel haben Ihnen eine Menge Informationen geliefert, um Ihren Talenten auf die Spur zu kommen und mithilfe von Reflexionsübungen herauszuarbeiten, was in Ihrem Leben schon ganz stimmig ist und was Sie lieber ändern möchten – oder müssen, um langfristig gesund zu bleiben. Einen solchen „Masterplan" zu haben ist schon eine beachtliche Leistung, die Sie wertschätzen und auf die Sie stolz sein können.

Was aber können Sie tun, um diesem Plan auch Leben einzuhauchen und die gewünschten Änderungen tatsächlich nachhaltig umzusetzen? Und welche Stolpersteine gilt es zu beachten und zu umgehen? Antworten auf diese Fragen finden Sie in diesem Kapitel.

10.1 Hindernisse erkennen und meistern

Bewährtes gibt uns Sicherheit. Kleine wie große Veränderungen bedeuten immer auch Unsicherheit. Wir sind dabei, Dinge auszuprobieren, von denen wir nicht wissen, wie sie ausgehen werden. Durch Veränderungen lernen wir zwar neue Facetten unserer Persönlichkeit kennen und erhalten die Möglichkeit, sie auszuleben, doch sie machen auch Angst. Beispielsweise vor neuen Gefühlen, die ausgelöst werden können. Sie brauchen Mut, etwas Neues auszuprobieren und Risiken einzugehen!

Sie haben in diesem Buch schon einige Ihrer Selbstsabotageaktionen entlarvt und neue Erkenntnisse gewonnen. Doch: Talente in sich zu entdecken ist die eine Sache, Talente zu leben und umzusetzen eine andere. Es gibt mehrere Gründe und typische Hindernisse, die Menschen von Veränderungen abhalten, zum Beispiel:

- **Die Angst vor dem Misserfolg.** Getreu dem Motto „Besser den Spatz in der Hand als die Taube auf dem Dach" bleiben wir bei Bewährtem, um die Gefahr des Scheiterns zu vermeiden. Unsere festen inneren Vereinbarungen mit uns selbst über Dos und Don'ts begrenzen uns. Sätze wie „Das macht man nicht!" oder „Das haben wir schon immer so gemacht!" lassen uns an „altbewährten" Lösungsstrategien festhalten. Dabei vergessen wir, dass es auch gerade die Misserfolge sind, aus denen wir lernen und die uns weiterbringen. Wir sollten uns nicht der Chance berauben, neue Erfahrungen zu machen!

- **Einschränkender Bezugsrahmen.** Menschen haben ihren individuellen Bezugsrahmen, mit dem sie sich, die anderen und die Welt erklären. Mit dieser persönlichen Sichtweise schaffen sie sich ihre eigenen Realitätsentwürfe und meinen, dass nur diese die richtigen sein können. Viele weigern sich, das eigene Weltbild infrage zu stellen. Dabei liegt es im Auge des Betrachters, welcher Bezugsrahmen „richtig" oder „falsch" ist.
- **Unklare Zielvorstellungen.** Wer nicht weiß, wohin er gehen will, für den ist kein Weg der richtige. Viele setzen sich negativ formulierte Vermeidungsziele und wundern sich, dass nichts geschieht: „Ich will nicht mehr nur für andere da sein" ist so ein Beispiel für ein unspezifisches und negativ formuliertes Ziel. Um die nötige Energie für eine Änderung aufzubringen, ist es besser, konkret festzulegen: Was will ich stattdessen? Was soll anders werden? Wohin will ich? Bis wann? Etc.
- **Fehlende Unterstützung und Begleitung.** „Ich schaffe das schon allein, und mein Projekt muss erst gelungen sein, bevor ich andere einweihe. Nachher geht es schief, und ich blamiere mich." Solche oder ähnliche Gedanken halten uns davon ab, uns Unterstützung für den Veränderungsprozess zu holen. Dabei müssen Sie doch gar nicht alles alleine schaffen. Warum nicht auch auf die Erfahrungen anderer setzen? Zudem erhöht sich die Selbstverpflichtung, wenn Sie über Ihre Pläne sprechen. Schauen Sie genau hin, wem Sie Ihre Ideen und Geschichten anvertrauen und mit wem Sie sie teilen möchten.
- **Mangel an Gelegenheiten für neue Erfahrungen.** Manchmal haben wir ausgiebig reflektiert, neue Ziele formuliert, Wege vorbereitet und stecken voller Elan. Doch wir kommen dennoch nicht ins Handeln, weil wir keine Gelegenheiten nutzen, in denen wir uns mit unseren Veränderungen ausprobieren können. Suchen bzw. gestalten Sie diese Gelegenheiten aktiv, warten Sie nicht, bis sie sich von alleine ergeben.

Die folgenden sechs Schritte der Neuentscheidung sollen Ihnen dabei helfen, Hindernisse gekonnt zu meistern. Veränderung geschieht in kleinen Schritten, also indem Sie etwas ein klein wenig anders als bisher machen. Und das immer wieder.

Nehmen Sie eine Inventur Ihrer Gewohnheitsmuster vor. Identifizieren Sie irrige Annahmen, die Ihr Leben prägen, und gestalten Sie Ihre emotionale und kognitive Umbewertung. Entwerfen Sie Ihre Zukunftsvision, die einen echten Unterschied zur heutigen Situation ausmacht. Alte Muster und Routinen wollen aufgetaut und korrigiert werden. Entlarven Sie Ihre Stresspunkte und suchen Sie sich Geleitschutz. Abschließend schaffen Sie sich Gelegenheiten für die Umsetzung der Veränderungen.

Die Auflösung einer alten Ordnung, das daraus entstehende Chaos und das Entstehen von etwas Neuem – das ist das Grundmuster jeden Übergangs. Es hilft, diese

Phasen als notwendig für die persönliche und berufliche Weiterentwicklung zu betrachten. Stimmen Sie sich also im Sinne von Herman Hesse in den beginnenden Veränderungsprozess ein:

Und jedem Anfang wohnt ein Zauber inne,
Der uns beschützt und der uns hilft zu leben.

10.2 Das Sechs-Schritte-Programm der inneren und äußeren Neuorientierung

Erster Schritt: Inventur der Gewohnheitsmuster

Zum ersten Schritt der Veränderung gehört es, Ihre Bewusstheit zu fördern und Ihre Gewohnheitsmuster zu erkennen. Sie haben schon durch die zurückliegenden Übungen Ihre Gewohnheiten und Ihre Glaubenssätze identifiziert. Sie wissen jetzt, welche Routinen bisher für Sie hilfreich waren und welche Muster sich als schlechte „Angewohnheiten" bezeichnen lassen. Sie wissen, mit welchen Strategien Sie Probleme lösen und wie Sie Beziehungen gestalten. Vielleicht haben Sie herausgefunden, welchem Irrglauben Sie über sich selbst erliegen oder was Sie sonst im Leben antreibt und wie Sie mit Ihren Grundbedürfnissen umgehen. Vielleicht lautet Ihr Glaubenssatz: „Erst die Arbeit, dann das Vergnügen." Eventuell begleitet Sie aber auch die irrationale innere Anweisung, es anderen immer recht machen zu müssen, damit Sie Anerkennung bekommen. Es ist hilfreich, für eine Veränderung der negativen Gewohnheitsmuster auf die jeweiligen Auslöser und Trigger zu achten. In welchen Situationen folgen Sie Ihren Antreiber-Dynamiken? Im Kontakt mit welchen Menschen neigen Sie zu Spieleinladungen? Wann geraten Sie in die Versuchung, es anderen rechtzumachen? Welche Aussagen bringen Sie in die Verlegenheit, sich als Retter anzubieten?

Bitte nehmen Sie sich einen Moment Zeit und schreiben Sie auf einem Blatt Papier alle Ihre Gewohnheitsmuster auf, die Sie durch die Übungen in diesem Buch kennengelernt haben und die Sie gern verändern wollen. Blättern Sie dafür auch zurück zu Ihren jeweiligen Antworten auf die sich wiederholende Frage „Was habe ich über mich herausgefunden?" am Ende der Übungen und erstellen Sie eine Inventurliste.

Zweiter Schritt: Bezugsrahmenerweiterung

Wie Sie bereits wissen, gehen Sie mit einer unsichtbaren Brille durch die Welt, in die ein Filter eingebaut ist. Kein Sonnenfilter, sondern ein Wahrnehmungsfilter, der darüber entscheidet, was Sie als Realität ansehen und was nicht. Durch diese Brille sehen Sie nur das, was Sie zu sehen gewohnt sind. In der Transaktionsanalyse wird dieser Filter Bezugsrahmen genannt. Welchen Bezugsrahmen hatte der Zirkuselefant in der Geschichte auf Seite 53? Seine Welt bestand nur noch aus einem Radius von maximal drei Metern. Er glaubte seinen frühen Wahrnehmungen und Erfahrungen, zu schwach zum Sprengen der Ketten zu sein, bis ins hohe Alter und passte als erwachsener Elefant alle Eindrücke seinem Drei-Metern-Radius an. Auch Menschen drehen und deuten sich die Welt so, wie es in ihre Gewohnheitsmuster passt. Ganz im Sinne von Pippi Langstrumpfs „Ich mach mir die Welt Widdewidde wie sie mir gefällt …“. Dieses Redefinieren ist ein Mechanismus, mit dem wir Bedrohungen unseres Lebensplans von uns fernhalten.

Fragte ich als Kind meinen Großvater nach seinem Befinden, bekam ich häufig die Antwort: „Ach, Mädel, schlechten Leuten geht's halt immer gut!“ Anfangs war ich irritiert, später verstand ich, dass er mit dieser Aussage seinen Bezugsrahmen aufrechterhielt. Er deutete meine Frage in seinem Sinne um und wertete seine Person ab. Auf meine Frage, wie er sich fühle, ging er gar nicht richtig ein, um seine Lebensgrundüberzeugung (– / +) bestätigt zu bekommen. Wir „verschaffen“ uns fortwährend Erfahrungen, die zu unseren Bezugssystemen passen. Glaubt sich jemand in der Opferhaltung, sucht er beharrlich und konstant Personen und Ereignisse, die seine These bestätigen, so wie beispielswiese Frau Konrad: Ihr Chef bat sie darum, ein kürzlich angelegtes Formblatt noch einmal zu überprüfen. – „Ja, ich weiß, ich mache immer alles falsch“, lautet Frau Konrads Antwort. Sie verallgemeinert also den Hinweis ihres Chefs, der sich auf ein einzelnes aktuelles Ergebnis bezieht, indem sie von „immer“ und „alles“ spricht.

Glaubt jemand von sich, nicht liebenswert zu sein, wird er der Person, die sich ihm positiv zuwendet, eine eigennützige Absicht unterstellen und den eigenen Wert herabwürdigen: „Ich mag dich richtig gern“, sagt Tobias nach dem dritten Treffen zu der jungen Frau, die er auf einer Weihnachtsfeier kennengelernt hat. „Du kennst mich eben noch nicht richtig, warte erst mal unser nächstes Treffen ab!“, antwortet die junge Frau und denkt sich, dass der Kerl bestimmt etwas im Schilde führt.

Glücklicherweise ist unser Bezugsrahmen nicht statisch, sondern entwickelt und verändert sich ein Leben lang.

Wenn wir von Bezugsrahmen sprechen, ist auch die funktionale Seite der Aufrechterhaltung zu benennen. Nicht alles, was wir im Kontakt und in der Welt erleben, ist dysfunktional. In einer Begegnung mit anderen können wir unsere Weltsicht anbieten und vertreten und auch die Weltsicht des anderen gelten lassen – ohne Abwertungen. Ich darf meine Sicht auf die Welt haben und behalten und erfahre dadurch Stabilität. Durch die Übungen aus den vorherigen Kapiteln konnten Sie immer wieder Ihren bestehenden Bezugsrahmen überprüfen. Wo bietet er Ihnen Stabilität? Wo schränkt er Sie ein? Wann beraubt er Sie Ihrer Talente und Ressourcen?

Sorgen Sie für ein Gleichgewicht zwischen der Beibehaltung Ihres Bezugsrahmens und der kritischen Infragestellung desselben. Bringen Sie Ihr Weltbild ins Wanken, aber verunsichern Sie sich nicht, indem Sie zu viele „Baustellen“ auf einmal aufmachen und sich dadurch zu vielen Veränderungen stellen.

Schreiben Sie bezugnehmend zu Ihrer in Schritt eins erstellten Inventurliste alles auf, was komplett konträr zu Ihrem bisherigen „System“ steht: Wenn Sie beispielsweise bisher immer als Letzter in einer Vorstellungsrunde gesprochen haben, melden Sie sich nun als Erster. Wenn Sie bisher immer als Erster gesprochen haben, melden Sie sich als Letzter zu Wort. Bitte wählen Sie nur solche Beispiele aus, die in einem für Sie sinnvollen Zusammenhang zu Ihrer Person und Ihren Entwicklungswünschen stehen. Verschaffen Sie sich gänzlich andere Erfahrungen als bisher – und würdigen Sie diese als Bezugsrahmenerweiterung. Seien Sie neugierig auf Ihr Anderssein und -werden.

Dritter Schritt: Entwicklungsziele festlegen

Wählen Sie Ihre Veränderungen gezielt aus und schauen Sie auf das, was Sie erreichen wollen und können. Welche Wünsche haben Sie, und welche Ziele wollen Sie erreichen? Setzen Sie sich mit den Dingen, die Sie bisher an der Zielerreichung gehindert haben, auseinander. Das haben Sie schon zum Teil in der Standortanalyse beim Aufspüren der Störfaktoren (Seite 29) und durch die Inventur Ihrer Gewohnheitsmuster (Seite 175) getan. Eigene Interessen zu kennen und eigene Bedürfnisse wahrzunehmen veranlasst uns Menschen jedoch nicht unbedingt zum Handeln. Sicher ist es enorm hilfreich, wenn Sie wissen, was Sie stört und womit genau Sie unzufrieden sind. Dann wissen Sie aber noch nicht, was Sie stattdessen machen oder lassen sollten. Wenn wir uns auf ein neues und erwünschtes Verhalten oder Ziel hin konzentrieren, entwickeln wir in der Regel mehr Energie.

„Wer den Hafen nicht kennt, in den er segeln will, für den ist kein Wind der richtige.“

(Seneca)

Überlegen Sie sich bitte, was genau anders werden soll. Welche Gewohnheiten möchten Sie ändern, welche Ziele erreichen, und welche Entscheidungen wollen Sie treffen? Dabei sind nicht unbedingt die hochgesteckten Ziele immer die lohnenswertesten. Es darf auch darum gehen, ein Gemüsehochbeet zu pachten und im kommenden

Sommer die erste eigene Ernte einzufahren. Wenn Sie am Anfang dieses Buches, angeleitet durch die „Feenfrage", noch keine Ziele entwickelt haben, werden die beiden folgenden Übungen für Sie hilfreich sein. Die erste Fragestellung biete ich im Coaching gerne an, um die Themen und Anliegen, wegen denen Klienten zu mir kommen, herauszufinden:

„Stellen Sie sich bitte einmal vor, wir hätten schon mehrere Coachingstunden lang miteinander gearbeitet. Die Treffen waren für Sie erfolgreich, Sie sind zufrieden und haben Ihre Ziele erreicht. Was würde dann in Ihrem Leben anders sein? Beschreiben Sie bitte einmal konkret, wie es nach einer erfolgreichen Zusammenarbeit mit mir in Ihrem Leben aussehen würde."

Bitte beantworten Sie diese Frage:

____

____

____

____

____

In dem Film *Das Beste kommt zum Schluss* (*The Bucket List,* 2007) mit Jack Nicholson und Morgan Freeman notieren die beiden sterbenskranken Darsteller auf ihrer „Löffelliste" alles, was sie unbedingt vor ihrem Tod noch erleben wollen. Welche Pläne hätten Sie, wenn Sie wüssten, Sie würden bald den „Löffel abgeben" müssen?

Es ist erwiesen, dass Menschen in und nach Krisenzeiten die größten Veränderungen in ihrem Leben initiieren und sie Klarheit darüber erlangen, was sie wollen und was nicht mehr wollen. Doch wir müssen nicht erst „im Angesicht des Todes" sein, um gute Entscheidungen treffen zu können und neue Ziele festzulegen. Vielleicht regt auch die folgende *Zeitreise* Sie an, über eigene Vorhaben und Wünsche etwas genauer nachzudenken. Hier geht es darum, sich vorzustellen, wie Sie – älter, milde und weise geworden – auf Ihr Leben zurückblicken und sich selbst einen Rat für Ihr Leben geben. Setzen Sie sich bitte dafür bequem hin und versuchen Sie, zu entspannen. Lesen Sie zunächst die folgenden Zeilen der Zeitreise durch und schließen Sie dann die Augen, wenn Sie möchten. Spüren Sie den Worten nach und lassen Sie die alte Frau oder den alten Mann in Ihnen zu Wort kommen. Sie können auch gerne jemanden darum bitten, Ihnen diese Zeilen vorzulesen. (Für diese Fantasiereise wähle ich wieder die Du-Form als Anrede.)

Zeitreise

Du nimmst ein paar tiefe Atemzüge und lauschst entspannt, wie dein Atem ein- und ausfließt … Du siehst dich nun selbst im Alter von 80 Jahren … Es geht dir gut … Du hast dich ganz in deinem Sinne in deinem Leben eingerichtet … Du hast das erreicht, was du erreichen wolltest in deinem Leben … Du hast das hinter dir gelassen, was es galt loszulassen … Du spürst die Zufriedenheit im ganzen Körper … Entspannt blickst du auf dein zurückliegendes Leben … Was hast du erreicht? … Wähle einen Ort aus, an dem du dich jetzt befindest und an dem du dich wohlfühlst. Vielleicht ist es ein Felsen am Meer, von dem du herabschaust … Vielleicht eine Hütte auf der Alm mit einer Bank davor. Nimm dir einen Augenblick Zeit und wähle deinen Ort aus …

Von hier aus siehst du in einiger Entfernung dich selbst … Dich selbst in deinem jetzigen Alter … Du siehst dich, (eigener Name) *… im Alter von* (aktuelles Alter) *Jahren … Wie eine gute Freundin oder ein guter Freund schaust du zu dir hinüber … Vielleicht holst du dich näher ran … Vielleicht bleibst du in beobachtendem Abstand … Was gibst du deinem jüngeren Ich für einen Rat, was für eine Empfehlung für sein derzeitiges Leben? Was müsste dein jüngeres Ich tun oder lassen, um zu der Zufriedenheit zu gelangen, die du jetzt als 80-jähriger Mensch empfindest …? Nimm dir einen Augenblick Zeit für diesen Dialog …*

Wenn du den Eindruck hast, dass alles Wichtige mitgeteilt wurde, verabschiede dich in deinem Sinne von deinem jüngeren Ich und komme in deinem Tempo wieder ins Hier und Jetzt – erfrischt von der Zeitreise, mit neuer Energie und um eine Antwort reicher …

Wie geht es Ihnen jetzt? Unter Umständen sind Ihre Ziele nach dieser Übung konkreter geworden, und Sie haben eine Ahnung davon bekommen, was für Sie anders und was besser werden soll. Was hat Ihnen die weise alte Frau oder der weise alte Mann geraten? Was verändert sich in Ihrem Leben, wenn Sie die Veränderung umsetzen?

Ziele und Vertragsarbeit

Gehen Sie einen Veränderungsvertrag mit sich selbst ein. Mit bewusst ausgeübter Vertragsarbeit kommen Sie in Kontakt mit eigenen Fähigkeiten, Fertigkeiten und Potentialen. Vertragsarbeit aus dem Erwachsenen-Ich heraus ist ein Schritt in Richtung Autonomieentwicklung. In solch einem Vertrag sollte festgehalten sein, worin genau das Ziel besteht, wann Sie das Ziel erreicht haben möchten, welches Resultat am Ende stehen soll, welche Vorteile Sie dann haben werden und woran Sie feststellen werden, dass Sie angelangt sind. Der Vertrag, den Sie mit sich selbst schließen, sollte klar, konkret und positiv formuliert sein. Er beinhaltet, was genau verändert werden soll und welches Verhalten oder Erleben Sie lernen oder erwerben wollen. Durch dieses zielgerichtete Vorgehen wird Ihr Ziel übersichtlich und überprüfbar. Je konkreter Ihre Vorstellungen, desto besser wird Ihnen die Umsetzung gelingen. Entwerfen Sie eine Vision von Ihrem Leben und Ihrer Veränderung, die für Sie attraktiv ist. Eine Vision, sobald sie einmal konkret formuliert, verbalisiert oder als Bild visualisiert wurde, besitzt eine Zugkraft, mit der Sie auch unbewusst weiter an Ihren Zielen arbeiten.

Was es beim Erstellen von Verträgen zu beachten gilt

Mit einem Veränderungsvertrag verpflichten Sie sich selbst dazu, Ihr geplantes Vorhaben in die Tat umzusetzen. Damit dieser Prozess gelingt, müssen die einzelnen „Paragrafen" jedoch gut durchdacht sein. Das vermerkte Ziel im Vertrag sollte die folgenden Kriterien erfüllen:

- **Konkret und positiv:** Es reicht nicht aus, sich beispielsweise das Ziel zu setzen: „Ich werde mir nicht mehr den Spaß in meinem Leben verderben lassen!" „Hör-auf-Verträge" sind ungünstig und folgen oftmals unseren frühen Einschärfungen (Skript). Erfolgversprechender ist eine positive Formulierung: „Ich erlaube mir, Spaß im Leben zu haben." Definieren Sie genauer, was für Sie „Spaß" bedeutet und wie Sie ihn in Ihrem Leben pflegen können. Das setzt mehr Energie frei. Das alternative Verhalten sollte also verdeckte Bedürfnisse aufgreifen und sie stillen. Möchten Sie sich abends ein Glas Wein zum Essen erlauben oder endlich den Tauchkurs auf den Malediven buchen? Oder jeden Freitagabend zum Sport gehen? Damit Ihre Veränderung gelingt, fragen Sie sich bitte, was konkret Spaß in Ihr Leben bringen würde. Ihre Lebendigkeit ist Ihr Talent, das nun zum Vorschein kommen soll und darf.
- **Selbstbestimmt:** Achten Sie bei Ihren Formulierungen bitte darauf, ob die Veränderungen, die Sie gestalten wollen, Ihren Wünschen und nicht ausschließlich den Erwartungen Ihres Umfelds entsprechen. Selbstverständlich können Sie auch die Hinweise und Rückmeldungen mit einbeziehen, die andere Menschen Ihnen geben. Wir leben in Gemeinschaften und sind soziale Wesen. Eigene blinde Flecken können durch das Mehr-Augen-Prinzip aufgedeckt werden. Ich lade Sie an dieser Stelle jedoch zur Aufmerksamkeit ein. Begegnen Sie sich mit einer inneren Sensibilität. Prüfen Sie zum Beispiel, ob Ihr Verhalten, das von anderen kritisiert wird, auch Sie selbst stört. Wünschen Sie sich freiwillig eine Veränderung, oder geraten Sie in einen geheimen Überanpassungsprozess?
- **Machbar:** Sind Ihre Ziele für Sie erreichbar und realisierbar? Haben Sie die Mittel und Möglichkeiten dazu, sie zu verwirklichen? Steht es in Ihrer Macht, die Veränderung umzusetzen? Ist es für Sie zum Beispiel finanziell möglich, die Finca auf Mallorca zu kaufen, um dort Malkurse anzubieten? Schaffen Sie es gesundheitlich, einen Marathon zu laufen?

- **Terminiert:** In welchem Zeitraum wollen Sie Ihre Veränderungen gestalten? Vielleicht möchten Sie nach einem erlebten Burn-out und während der beruflichen Wiedereingliederung die Arbeitszeit weiterhin reduzieren. Wann werden Sie diese Reduzierung zum Thema machen oder beantragen? Oder möchten Sie Klavier spielen lernen und sich dafür nun Freiräume schaffen? Bis wann wollen Sie die erste Klavierunterrichtsstunde vereinbart haben?
- **Überprüfbar:** Woran werden Sie merken, dass Sie Ihre Ziele erreicht und Ihre Veränderung erfolgreich gestaltet haben? Woran werden Sie merken, dass Sie Spaß im Leben haben? Setzen Sie ein Kriterium an, an dem sich der Erfolg oder das Erreichen Ihres Veränderungsvorhabens messen lässt.

Betrachten Sie die folgenden Fragen als Einladung, Ihre Ziele zu formulieren und einen für Sie geeigneten Vertrag mit sich selbst abzuschließen:

Wie lautet mein Entwicklungsziel?

Wann möchte ich das Ziel erreicht haben?

Welches Resultat soll am Ende stehen?

Welche Vorteile werde ich dann haben?

Woran werde ich konkret merken, dass ich mein Ziel erreicht habe?

Wie könnte ich mich daran hindern, mein Ziel zu erreichen?

Vierter Schritt: neue Entscheidungen treffen – Irrglauben korrigieren

Sie haben mithilfe der Übungen in diesem Buch Ihr sogenanntes emotionales Erfahrungsgedächtnis aktiviert:

> „[Es] beginnt schon vor der Geburt zu arbeiten und speichert Erlebtes auf einer nicht sprachlichen, unbewussten Ebene in Form von Gefühlen oder Körperempfindungen. (...) Jede Erfahrung, die dort gespeichert ist, wird mit einer Bewertung versehen. Dies geschieht nach folgendem Prinzip: Hat die Erfahrung das Wohlbefinden des Individuums gefördert, wird sie mit einem guten Gefühl markiert; war sie ihm abträglich, erhält sie ein schlechtes emotionales Etikett. Trifft nun ein Reiz ein, sendet der Körper innerhalb von Sekundenbruchteilen entweder angenehme oder unangenehme Signale aus – je nachdem, welche Bewertungen im emotionalen Erfahrungsgedächtnis gespeichert sind. (...). Einige Menschen spüren sie direkt als Körperempfindungen, etwa als angenehme Wärme im Bauch oder Kribbeln in den Mundwinkeln. Negative Marker hingegen lassen ihre Beine zittern oder die Kiefer verkrampfen. Andere wiederum beschreiben ihre somatischen Marker als Emotionen. Sie berichten von einem Freiheitsgefühl, das den Brustkorb zu weiten scheint, oder von Lebensfreude, die sich im ganzen Körper ausbreitet."
>
> (Storch 2004, S. 87)

Alle Erfahrungen und vor allem die für Sie relevanten sind dort abgelegt und emotional bewertet: War es eine gute oder schlechte Erfahrung für Sie? Und welche Schlussfolgerung haben Sie daraus für sich und Ihr Leben gezogen? Sie haben gelernt, das positiv Verankerte zu wiederholen, und das, was negativ verankert ist, zu vermeiden. Wie? Mithilfe der sogenannten somatischen Marker. Der Begriff geht auf den Neurowissenschaftler António Damásio zurück. Er stellte die Theorie auf, dass das Erfahrungsgedächtnis sich über emotionale und physiologische Signale mitteilt: die sogenannten somatischen Marker. Das kann ein flaues Gefühl in der Magengegen sein oder eine bestimmte Emotion.

Beim Treffen von Entscheidungen beziehen Sie Ihr Bauchgefühl mit ein, folgen damit jedoch aufgrund der somatischen Marker auch den „alten" Erfahrungswerten und den damit verbundenen Gefühlen. Zum Beispiel vermeiden Sie heute vielleicht, auf bestimmte Menschen, die Sie eigentlich mögen, aktiv zuzugehen, weil Sie als Kind immer wieder von wichtigen Bezugspersonen abgewiesen worden sind. Sie treffen also in aktuellen Situationen Entscheidungen, die stark von Ihren abgespeicherten, negativen Erfahrung beeinflusst sind (vgl. Tabelle 10.1).

Früher gemachte Erfahrungen	Emotionale Bewertung	Kognitive Bewertung	Handlungsimpuls
Beispiel A: Sie haben als Kind wiederholt Zuwendung bei Ihrer Mutter gesucht, wurden jedoch abgewiesen („Jetzt nicht!“, „Rück mir nicht so auf die Pelle!“, „Ein Junge braucht das doch jetzt nicht mehr!“)	negativ	negativ („Ich bin nicht o.k.!“)	Vermeidung („Ich frage nicht mehr nach, wenn ich Zuwendung brauche.“)
Beispiel B: Sie haben als Kind wiederholt Zuwendung bei Ihrer Mutter gesucht, und wurden freudig und liebevoll empfangen („Na, mein Schatz, lass dich mal drücken!“, „Wie schön verschmust du heute bist.“, „Komm in meine Arme!“)	positiv	positiv („Ich bin o.k.!“)	Wiederholung („Ich frage nach, wenn ich Zuwendung brauche.“)

Tabelle 10.1: Emotionen und Kognitionen

Ihre Art und Weise, Nähe zu gestalten, ist durch Ihre frühen Erfahrungen geprägt. Dies könnte Sie daran hindern, neue gute Erfahrungen mit Menschen und Situationen zu machen. Lassen Sie neue Assoziationen entstehen und korrigieren Sie Ihren emotionalen Irrglauben. Damit Veränderungsprozesse gelingen, benötigen Sie das Vertrauen in Ihre Kompetenz und den Mut, etwas Neues auszuprobieren. Mut bedeutet immer, den eigenen Ängsten ins Gesicht zu schauen. Wir geben unweigerlich etwas auf, lernen los- und jemanden oder etwas zurückzulassen. Niemand kann uns garantieren, dass es gelingen wird oder dass wir Erfolg haben werden. Doch wenn wir nichts ausprobieren, dann bleibt alles so, wie es ist. Veränderung bedeutet das Verlassen der emotionalen Komfortzonen und das Verankern neuer neuronaler Wege und Körpersignale. Haben Sie Geduld, wenn Ihnen die Synchronisation von innerer und äußerer Welt nicht sofort gelingt. Im sechsten Schritt Ihres Veränderungsprozesses (Seite 187) geht es darum, sich Gelegenheiten zum Üben zu verschaffen.

„Ich weiß nicht, ob es besser wird, wenn es anders wird.
Aber es muss anders werden, wenn es besser werden soll."
(Georg Christoph Lichtenberg)

Die nachfolgende Anregung (Tabelle 10.2) wird Ihnen als Einstiegshilfe dienen, um dysfunktional abgespeicherte Emotionen und Kognitionen aufzuspüren und sie aufzulösen. Nutzen Sie dafür Ihre Erinnerungen. Während der Lektüre dieses Buches ist Ihnen sicherlich bereits die eine oder andere Erfahrung bewusst geworden, die Sie nachhaltig prägt. Vielleicht haben Sie auch schon eine Ahnung, welcher Irrglaube damit verbunden ist.

Wählen Sie auch „Bausteine", die Sie verändern und korrigieren wollen, aus Ihrer Inventurliste (1. Schritt des Sechs-Schritte-Programms: „Inventur der Gewohnheitsmuster") aus. Möglicherweise haben Sie dort aufgeschrieben, dass Sie gerne mehr Nähe zu anderen Menschen zulassen möchten. Oder dass Ihnen die Fähigkeit, sich abzugrenzen, fehlt. Tragen Sie dazu dann zunächst Ihre frühen Erfahrungen, Ihre frühen Gedanken, Emotionen und Handlungsweisen in die linken Spalten ein. Verfolgen Sie dann den Weg weiter bis hin zu den Ideen für neue Handlungsimpulse, Emotionen und Gedanken.

So statisch wie in der Tabelle 10.2 wird Ihre Entwicklung und Neuentscheidung in der Praxis sicherlich nicht ablaufen. Sehen Sie es als kleines „Ich-Projekt" an, das Sie in Eigenregie durchführen. Das Umschalten vom unbewussten Reagieren auf eine achtsame Wahrnehmung ist schon ein Ausstieg aus Ihren Automatismen. Nehmen Sie sich Zeit und lassen Sie sich von sich selbst überraschen!

Veränderungen werden oft in kleinen Schritten wirksam, leise und unbemerkt.

Anregung zur Selbstreflexion 23

Ihren Irrglauben korrigieren

Frühe Erfahrung	Ihre emotionale Bewertung	Ihre kognitive Bewertung	Ihr „alter“ Handlungsimpuls	Ihr „neuer“ Handlungsimpuls	Ihre neue kognitive Bewertung	Ihre neue emotionale Bewertung
Beispiel: Sie haben als Kind wiederholt Zuwendung bei Ihrer Mutter gesucht, wurden aber abgewiesen.	**negativ** (traurig)	**negativ** („Ich bin nicht o.k., so wie ich bin.“)	**Vermeidung** („Ich frage nicht nach Nähe oder Zuwendung, wenn ich sie brauche.“)	**Wiederholung** (Ich übe mich heute darin, direkt nach Nähe und Zuwendung zu fragen.“)	**positiv** (Ich freue mich darüber, dass ich nach Nähe und Zuwendung frage und sie auch erhalte.“)	**positiv** („Ich bin es wert, beachtet zu werden.“)

Tabelle 10.2: Irrglauben korrigieren

Fünfter Schritt: Geleitschutz suchen

Wenn wir einen gewohnten Gedanken, ein gewohntes Gefühl oder eine gewohnte Handlung ernsthaft infrage stellen, fühlen wir uns in der Regel unsicher. Wir sind emotional labiler, weil uns die Erfahrungen mit dem Neuen fehlen, und laufen Gefahr, in alte und vertraute Verhaltensmuster zurückzufallen. Schutz, Erlaubnis und Kraft *(protection, permission, potency;* Crossman 1966) unterstützen uns, wenn wir uns auf neues Terrain wagen und Neuentscheidungen treffen:

Schutz in Veränderungsphasen kann zum Beispiel in Form von Unterstützung durch andere Menschen erfolgen. Auch Schutz durch sich selbst, indem Sie auf sich achten und nachspüren, was Sie brauchen, zählt dazu. Weihen Sie Familie oder Freunde ein. Suchen Sie sich eine ermutigende Begleitung für Ihren Entwicklungsprozess. Erzählen Sie von Ihren Veränderungsvorhaben. Erschaffen Sie sich einen Schutzraum, innerhalb dessen Sie sich ausprobieren können, ohne Angst vor Abwertung haben zu müssen.

„Ever tried. Ever failed. No matter. Try again. Fail again. Fail better.“

(Samuel Beckett)

Erlauben Sie sich das Versuch-und-Irrtum-Verfahren. Geben Sie sich selbst die *Erlaubnis,* Neues auszuprobieren – und scheitern zu dürfen! Vieles wird nicht sofort gelingen. Möglicherweise werden Sie unbemerkt wieder in gewohnte alte Muster zurückfallen. Wie von einem unsichtbaren Gummiband zurückgezogen, fällt jeder Schritt in Richtung Neuland erst einmal schwer. Probieren Sie es dennoch so lange, bis Sie sich mit dieser Erneuerung gut fühlen.

Sie stehen in Ihrer *Kraft* und sind sich dessen bewusst. Kraft ist hier gemeint im Sinne von Zutrauen und Zuversicht, die anstehenden Aufgaben meistern zu können. Spüren Sie Ihre Selbstwirksamkeit! So manches, was Sie zuvor nicht glaubten schaffen zu können, haben Sie geschafft, oder? Worauf können Sie mit Stolz zurückblicken, weil Sie in Ihnen wohnende Kräfte mobilisiert haben? Holen Sie sich auch hier Unterstützung aus Ihrem Umfeld, falls Sie mögen, zum Beispiel Menschen, die Sie anspornen oder mit denen Sie gemeinsam Verträge zu Ihrer Verhaltensänderung aufsetzen. Beachten Sie dabei, dass wir im Anfangsstadium einer Veränderung ein wenig unserer mentalen und körperlichen Kräfte verlieren. Bevor wir neue Fertigkeiten entwickelt haben oder neue Denk-, Fühl- und Verhaltensweisen gefestigt sind, durchlaufen wir, ähnlich einem Trauer- oder Abschiedsprozess, verschiedene Stadien. Wir bewegen uns aus einer Unbeweglichkeit und Starre heraus, hadern und sind vielleicht frustriert, dass uns noch nicht alles gelingt, bis wir das Neue annehmen und uns weiterentwickeln und es durch Übung und Anwendung festigen. Äußere Umstände mögen sich sehr schnell verändern, der innere Prozess der Anpassung folgt einem eigenen Tempo und kann nicht forciert werden.

Sechster Schritt: Gelegenheiten für Veränderungen schaffen

Talente brauchen in jedem Fall Ausdrucksmöglichkeiten. Angenommen, Sie werden zur Regionalleitung befördert, weil Ihre Vorgesetzte in Ihnen das Potenzial für diese Tätigkeit sieht. Sie nehmen die Position an, doch es fehlt Ihnen noch ein inneres Bild und ein Selbstverständnis für diese Rolle. Sie haben die dazu passenden Erfahrungen noch nicht gemacht und eine stimmige Teilidentität noch nicht integriert. Sehen Sie dies als Gelegenheit an, um in Ihre Rolle hineinzuwachsen.

Möglicherweise haben Sie sich bisher bei beruflichen Veranstaltungen oder Feiern eher zurückhaltend und schweigsam gezeigt oder haben diese sogar, so oft es ging, gemieden. Wenn Sie dieses Verhalten jetzt ändern wollen, suchen Sie sich bewusst Gelegenheiten, um Ihr neues Verhalten zu üben. Gehen Sie auf die Menschen zu und initiieren Sie ein Gespräch. Schaffen Sie sich Gelegenheiten für neue Erfahrungen und für Veränderungen.

> „Dem Gehenden schiebt sich der Weg unter die Füße."
>
> (Martin Walser)

Achten Sie dabei auf Ihren Stresspegel. Neue Umgebung, neue Menschen, neue Verhaltensweisen – alles, was Sie erstmalig ausprobieren oder was Ihnen erstmalig begegnet, kann Stress auslösen. Stress ist ein Trigger, der uns in Gewohnheitsmuster fallen lässt.

Potenziale brauchen Raum und Zeit, um zu Talenten zu werden.

Nachwort

Talententwicklung verläuft nicht gradlinig,
sie ist das Ergebnis von Versuch und Irrtum.

Mit dem Thema latente Talente ist auch meine eigene Geschichte verbunden. Ich möchte nicht verschweigen, dass auch ich immer wieder der Verlockung ausgesetzt war, einem unbewussten Lebensplan zu folgen. Mithilfe der Transaktionsanalyse, die ich durch die Empfehlung einer Kollegin 1998 kennenlernte, bin ich ihm auf die Spur gekommen, und dafür bin ich sehr dankbar.

Als eine tiefenpsychologische und dem Humanismus zugeordnete Theorie faszinierten mich sofort der Autonomiegedanke und die Zuwendungskultur. Eine unkonventionelle und humorvolle und dennoch tiefgründige Theorie. Das war meins! Ich war begeistert von der Art und Weise, wie sich die Menschen hier begegneten, wie Theorie gelebt und lebensnah vermittelt wurde. Ich begann im selben Jahr die Ausbildung in Transaktionsanalyse und bin bis heute dabeigeblieben.

Rückblickend waren meine Lebensstationen für mich mit bestimmten Personen oder Ereignissen gekoppelt, die dafür gesorgt haben, dass sich meine latenten Talente entfalten konnten. Beziehe ich mich auf die Resillienzforschung, trugen unter anderem meine persönlichen Ressourcen und die schützenden Bedingungen in meiner Lebensumwelt dazu bei, dass ich trotz widriger Umstände meinem eigenen Weg gefolgt bin: immer meinen latenten Talenten auf der Spur und neugierig darauf, welche in mir verborgen liegenden „Schätze" noch gehoben werden könnten.

Als Arbeiterkind in einer achtköpfigen Familie aufgewachsen, schien der Weg für mich vorgegeben. Für meine Eltern, Geflüchtete aus Oberschlesien, stand die Sicherung der existenziellen Grundbedürfnisse im Vordergrund. Mein Vater starb früh. Meine Geschwister beendeten danach alle, mit oder ohne Abschluss, die Schule und trugen ohne Ausbildung zum Lebensunterhalt der Familie bei. Als Jüngste unter fünf Geschwistern war auch für mich vorgesehen, nach der Hauptschule in einer Fabrik zu arbeiten. Für Bildung war kaum noch Raum, Zeit oder Geld vorhanden. Die Frage danach, ob und wer welche Talente in unserer Familie hatte, wurde nie gestellt. Und doch waren sie zweifelsohne bei jedem von uns vorhanden. Mir begegneten glücklicherweise relativ früh Menschen, die mir als Vorbilder dienten und mich ermutigten, meine latenten Talente zu entwickeln. Meine Lehrerin, die mich in der achten Klasse unterrichtete, motivierte mich, auf die Realschule zu wechseln. Mein Klassenlehrer in der zehnten Klasse regte mich an, einen Sozialberuf zu ergreifen, und mein erster Freund brachte mich in seiner „Wohnzimmer-Bibliothek" der Welt der Literatur näher. Dies ist nur eine kleine Auswahl der Menschen, ohne deren „Anschubser" ich wohl nicht begonnen hätte, meinen Talenten nachzuspüren und eines Tages andere als die mir vorgegebenen Wege einzuschlagen.

Heute kann ich sagen, dass es früh einen roten Faden in meinem Leben gab: mein Talent, Menschen zu motivieren, mit ihnen Visionen zu entwickeln und sie zu bewegen, „das Beste" aus sich herauszuholen. Dies zeigte sich schon in meiner Kindheit. In meinen damaligen Lieblingsspielen (Mutproben bestehen), Filmen *(Die kleinen Strolche)* und Büchern *(Frederick)* spiegelten sich meine Interessen und auch meine „Stolpersteine" und Glaubenssätze wider. Ich habe natürlich auch einige vergebliche Versuche, Irrtümer und Umwege aufzuweisen, bevor ich zielstrebig den für mich richtigen Lebensweg einschlagen konnte.

In jungen Jahren wollte ich entweder Schaufenstergestalterin oder Maskenbildnerin werden. (Damals hießen diese Berufe noch nicht Schauwerbegestalterin, Make-up-Artistin oder Artdesignerin.) Diese frühen Berufswünsche hatten dennoch etwas mit mir zu tun, denn mein Wunsch, zu gestalten und zu verändern, drückte sich auch hier aus: Das Schöne und das Unsichtbare sichtbar werden lassen. Ob in Schaufenstern oder in Gesichtern – oder in Bezug auf das Wesen der Menschen. In unserem kleinen Dorf gab es damals keine solchen Berufs- bzw. Ausbildungsmöglichkeiten. Daher entschied ich mich für eine Ausbildung zur Erzieherin, in der ich zunächst kleine Erdenbürger in ihrer Entwicklung und wenig später Jugendliche durch die stürmischen Zeiten der Pubertät begleitete. Aus Lust am Lernen holte ich mein Abitur auf dem zweiten Bildungsweg nach, folgte dem Ruf der Hansestadt Hamburg und begann zunächst ein Lehramtsstudium, um kurze Zeit später im Studium der Pädagogik, Soziologie und Psychologie meine Heimat zu finden.

Sie sehen also: Talentsuche verläuft nicht gradlinig, sie ist mit Versuch-und-Irrtum-Prozessen verbunden.

Bei der Wahl meiner Studienfächer haben mein Hunger nach Bildung und mein Wunsch, den Menschen in seinem Wesen und seinem „Gewordensein" zu verstehen, eine entscheidende Rolle gespielt. Die erste Möglichkeit, berufliche Entwicklungs- und Veränderungsprozesse mit Erwachsenen zu gestalten, erhielt ich während meines Studiums im letzten Semester. 1990 bestand ich in den neuen Bundesländern meine Bewährungsprobe als Dozentin in der Erwachsenenbildung. Zu Beginn ahnungslos und mit lebensrettendem Optimismus ausgestattet, leitete ich mehrwöchige „Berufsorientierungslehrgänge" unter anderem für Offiziere der Nationalen Volksarmee (NVA) in den neuen Bundesländern. Welchem Teil der Geschichte ich hierbei beiwohnen durfte, und dass diese Erfahrungen meinem Talent entsprachen, das Wesentliche im Menschen zu sehen und zu fördern, ist mir erst einige Jahre später bewusst geworden. Mein beruflicher Weg führte mich in den letzten beiden Jahrzehnten weiter durch unterschiedliche Bereiche der beruflichen Fort- und Weiterbildung. Stets hatte ich mit Menschen zu tun, die sich zwischen Abschied, Aufbruch und Neubeginn bewegten und dabei auf der Suche nach sich selbst waren.

Ich freue mich, wenn Sie durch das Buch Impulse und Antworten erhalten haben und es Ihnen dabei behilflich war, anstehende Veränderungen lustvoll und mutig zu gestalten – und Sie freudvoll sagen können: Das bin ich!

Danksagung

In meinen Coachings, Ausbildungsgruppen und Seminaren haben mich die Teilnehmenden und Klienten öfter darum gebeten, mein Wissen und meine Methoden in einem Buch zusammenzutragen, weil sie sich wünschten, auch nach unseren Terminen mithilfe der TA weiter an sich arbeiten zu können. Das Exposé zu diesem Buch lag zunächst viele Jahre in der Schublade meines Schreibtischs, erst im vergangenen Jahr schien der richtige Zeitpunkt gekommen zu sein, um es fertigzustellen.

Mein Dank gilt daher meinen Ausbildungskandidaten und Klienten sowie den zahlreichen Menschen, die bisher meine Seminare, Vorträge und Workshops auf Kongressen besuchten und mir ihr Vertrauen geschenkt haben. Sie brachten mich durch ihre Anregungen und Fragen dazu, die Theorie an der einen oder anderen Stelle neu zu betrachten und zu überdenken. Sie teilten mit mir ihre Lebenswege, Gedanken und Gefühle und bereicherten dadurch auch den Inhalt dieses Buches.

Mein Dank geht zudem an meine beiden Kinder und meinen Mann, die mir Zeit geschenkt und meine häufige innere und äußere Abwesenheit geduldig ertragen haben. Meine Kinder, denen ich jedes Jahr aufs Neue von meiner Schreibabsicht erzählte, sagten irgendwann am Frühstückstisch: „Dann schreib doch endlich!“ Das war der Morgen, an dem ich ins Arbeitszimmer ging und die ersten Seiten verfasste. Meinem Mann danke ich für seine tatkräftige Unterstützung. Er wusste, was auf ihn zukommen würde: wenig gemeinsame Zeit als Paar und viel Haus- und Familienarbeit für ihn. Doch er ermutigte mich immer wieder, weiterzuschreiben.

Ich danke herzlich Jeannine Reble (↗ http://www.sinnbild.de) für die liebevoll gezeichneten Bilder, die sie mir für dieses Buch zur Verfügung stellt. Mit feinem Gespür brachte sie so manch Unausgesprochenes zu Papier.

Meinem TA-Kollegen Dr. Johann Schneider (↗ http://www.ipef.de) bin ich dankbar dafür, dass er sich mit mir in die Auseinandersetzung mit der Transaktionsanalyse und mit ihren zahlreichen Konzepten und Modellen begeben hat. Seine Anregungen zu meinem Manuskript inspirierten mich, die Theorien nochmals von unterschiedlichen Seiten zu beleuchten und sie mir ganz individuell anzueignen.

Ohne die wertvollen Rückmeldungen von Katy Schwania und Martina Weiner, die sich als „Testleserinnen“ meines Manuskripts annahmen, wäre ich wohl in so manche Schreibfalle geraten. Ihre Antworten darauf, ob auch ein Nicht-TA-ler mein Buch gut verstehen würde und es für ihn nützlich sein könne, haben mich davon bewahrt, zu fachlich und zu theoretisch zu schreiben.

Ich danke herzlich Anke Gebert (↗ http://www.ankegebert.de), die mich in meinen sensiblen Phasen des Schreibens ermutigte und mit fachlicher Kompetenz und einem feinen Blick für das Wesentliche meinem Manuskript einen lesefreundlichen Schliff gegeben hat.

Danken möchte ich auch Katharina Arnold vom Junfermann Verlag, die mir beratend zur Seite stand und mein Manuskript mit viel Fingerspitzengefühl und hilfreichen Anregungen abschließend lektoriert hat.

Herzlichst

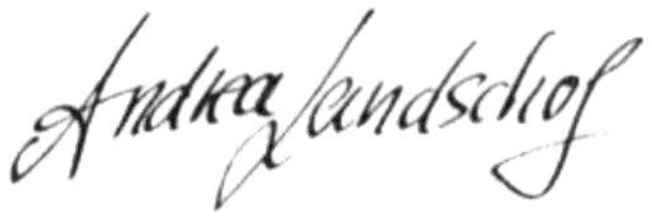

Andrea Landschof

(↗ http://www.Beraterwerk-Hamburg.de)

Literatur

ANTONOVSKY, ARON (1997): *Salutogenese. Zur Entmystifizierung der Gesundheit.* Tübingen: dgvt.

ARON, ELAINE (2005): *Sind Sie hochsensibel? Wie Sie Ihre Empfindsamkeit erkennen, verstehen und nutzen.* München: mvg.

BENTS, RICHARD & BLANK, REINER (2004): *Typisch Mensch Eine Einführung in die Typentheorie* (3. Auflage). Göttingen: Hogrefe.

BERNE, ERIC (2000): *Was sagen Sie, nachdem Sie guten Tag gesagt haben?* (16. Auflage). Frankfurt am Main: Fischer.

BERNE, ERIC (2014): *Spiele der Erwachsenen: Psychologie der menschlichen Beziehungen* (15. Auflage). Reinbek/Hamburg: Rowohlt.

BOHNE, MICHAEL (2014): *Bitte klopfen. Anleitung zur emotionalen Selbsthilfe* (14. Auflage). Heidelberg: Carl-Auer-Systeme.

BOLLES, RICHARD NELSON (2002): *Durchstarten zum Traumjob: Das ultimative Handbuch für Ein-, Um- und Aufsteiger* (7. Auflage). Frankfurt am Main: Campus.

BOWLBY, JOHN (2016): *Frühe Bindung und kindliche Entwicklung* (7. Auflage). München/Basel: Ernst Reinhardt.

BUCAY, JORGE (2008): *Komm, ich erzähle dir eine Geschichte* (21. Auflage). Frankfurt: Fischer.

CROSSMAN, PAT (1966): „Permission and Protection". *Transactional Analysis Bulletin* 5 (19), 152–154.

DAMASIO, ANTONIO R. (2004): *Descartes Irrtum. Fühlen, Denken und das menschliche Gehirn.* München/Leipzig: List.

DAMASIO, ANTONIO R. (2013): *Ich fühle, also bin ich* (13. Auflage) Berlin: List.

DUSAY, JOHN M. (1972): „Egograms and the constancy hypothesis". *Transactional Analysis Journal* 2 (3), 37–41.

ENGLISH, FANITA (1992): „Meine Zeit ist wertvoller als deine Streicheleinheiten. Oder: Neue Perspektiven der Zeitstrukturierung". *Zeitschrift für Transaktionsanalyse* Nr. 4, 155–172.

ENGLISH, FANITA (1998): *Transaktionsanalyse: Gefühle und Ersatzgefühle in Beziehungen* (5. Auflage). Hamburg: iskopress.

ERIKSON, ERIK H. (1992): *Einsicht und Verantwortung: Die Rolle des Ethischen in der Psychoanalyse.* Frankfurt a. M.: Fischer.

ERNST, FRANKLIN (1971): „The OK Corral: The Grid for Get-on-With". *Transactional Analysis Journal* 1 (4), 33–42.

FRANKL, VIKTOR E. (1988): *… trotzdem ja zum Leben sagen: Ein Psychologe erlebt das Konzentrationslager* (7. Auflage). München: Kösel.

FRISCH, MAX (1975): *Mein Name sei Gantenbein* (34. Auflage). Frankfurt am Main: Suhrkamp.

GOULDING, MARY MCCLURE & GOULDING, ROBERT L. (1999): *Neuentscheidung: Ein Modell der Psychotherapie* (6. Auflage). Stuttgart: Klett-Cotta.

GRUHL, MONIKA (2014): *Resilienz. Die Strategie der Stehauf-Menschen – Krisen meistern mit innerer Widerstandskraft.* Freiburg: Kreuz.

GÜHRS, MANFRED & NOWAK, CLAUS (1998): *Das konstruktive Gespräch: Ein Leitfaden für Beratung, Unterricht und Mitarbeiterführung mit Konzepten der Transaktionsanalyse* (4. Auflage). Meezen: Christa Limmer.

GULDER, ANGELIKA (2007): *Finde den Job, der dich glücklich macht: Von der Berufung zum Beruf* (2. Auflage). Frankfurt/ Main: Campus.

GRIMM, JACOB & GRIMM, WILHELM (1997): *Brüderchen und Schwesterchen*. Stuttgart: Mellinger.

HAGEHÜLSMANN, UTE & HAGEHÜLSMANN, HEINRICH (1998): *Der Mensch im Spannungsfeld seiner Organisation: Transaktionsanalyse in Managementtraining, Coaching, Team- und Personalentwicklung*. Paderborn: Junfermann.

HANEKE, MICHAEL (2009): *Das weiße Band – Eine deutsche Kindergeschichte*. Drama/Mysteryfilm.

HESSE, HERMANN (1941): *Stufen*. Einzusehen unter ↗ http://www.lyrikwelt.de/gedichte/hesseg1.htm (Datum des letzten Aufrufs: 17.05.2018).

HILLMAN, JAMES (2002): *Charakter und Bestimmung. Eine Entdeckungsreise zum individuellen Sinn des Lebens*. München: Goldmann.

HÜTHER, GERALD (2013): *Was wir sind und was wir sein könnten. Ein neurobiologischer Mutmacher* (8. Auflage). Frankfurt am Main: Fischer.

JANOSCH (1978): *Oh wie schön ist Panama: Die Geschichte, wie der kleine Tiger und der kleine Bär nach Panama reisen*. Weinheim/Basel: Beltz.

KABAT-ZINN, JON (2013): *Gesund durch Meditation. Das große Buch der Selbstheilung mit Meditation*. München: Knaur.

KAHLER, TAIBI (1975): „Drivers: The key to the process of Scripts". *Transactional Analysis Journal* 5 (3), 280–284.

KAHLER, TAIBI (2008): *Process Therapy Model. Die sechs Persönlichkeitstypen und ihre Anpassungsformen*. Weilheim: Kahler Communication-KCG.

KÄLIN, KARL, MICHEL-ALDER, ELISABETH & SCHMID-KELLER, SILVIA (1998): *Sich selbst managen*. Thun: Ott.

KREYENBERG, JUTTA (2003): „Arbeitsstil- und Kommunikationsanalyse mit Hilfe von AKA". *Zeitschrift für Transaktionsanalyse* Nr. 1, 64–73.

LAUSCH, ERWIN (2012): „Wo das Lächeln erstirbt". *Zeit online*, aktualisiert am 21. November 2012. Einsehbar unter ↗ http://www.zeit.de/1973/45/wo-das-laecheln-erstirbt (letzter Aufruf am 13.04.2018).

LEHRHAUPT, LINDA & MEIBERT, PETRA (2011): *Stressbewältigen mit Achtsamkeit. Zu innerer Ruhe kommen durch MBSR*. München: Kösel.

LEVIN, PAMELA (1982): „The Cycles of Development". *Transactional Analysis Journal* 12 (2), 129–139.

LOHMANN, ROBIN (2013): *Was gestern war, hilft mir für morgen, Lebenskunst durch Erinnerung*. München: Kösel.

LUFT, JOSEPH & INGHAM, HARRY (1982): „The Johari Window: A Graphic Model of Awareness in Interpersonal Relations". In: Porter, Lawrence & Mohr, Bernard (Hrsg.), *Reading Book for Human Relations Training*, S. 34–35. Online einzusehen unter ↗ http://c.ymcdn.com/sites/fridayfellowship.site-ym.com/resource/collection/D1FD72B3-693E-4EE5-AB18-B1233BBE9C51/JohariWindow_JLuft.pdf (letzter Aufruf am 12.04.2018).

MARKOWITSCH, HANS. J. (2005): *Das autobiografische Gedächtnis: Hirnorganische Grundlagen und biosoziale Entwicklung* (2. Auflage). Stuttgart: Klett-Cotta.

MASLOW, ABRAHAM H. (1981): *Motivation und Persönlichkeit*. Reinbek/Hamburg: Rowohlt.

MCKENNA, JIM (1974): „Stroking-profile: Application to Script Analysis". *Transactional Analysis Journal*, 4:4, 20–24. (Dt.: „Stroke-Profil. Anwendung auf die Skriptanalyse. Neues aus der Transaktionsanalyse". *Zeitschrift für Transaktionsanalyse* 2, 31–34.)

Mohr, Günther (2008): *Coaching und Selbstcoaching mit Transaktionsanalyse.* Bergisch Gladbach: EHP Edition Humanistische Psychologie.

Mohr, Günther (2009): „Ichzustände – die Einheits- und die Unterschiedstheorie". *Zeitschrift für Transaktionsanalyse* Nr. 3, 205.

Parlow, Georg (2003): *Zart besaitet – Selbstverständnis, Selbstachtung und Selbsthilfe für hochsensible Menschen* (2. Auflage). Wien: Festland.

Piaget, Jean (1998): *„Der Aufbau der Wirklichkeit beim Kinde". Gesammelte Werke.* Band 2. Stuttgart: Klett-Cotta.

Preukschat, Oliver (2003): „Warum gerade fünf? Ein neues Licht auf die Antreiber, ihren Status und Ursprung". *Zeitschrift für Transaktionsanalyse* Nr. 1, 5–25.

Prinz, Alois (2003): *Lieber wütend als traurig. Die Lebensgeschichte der Ulrike Marie Meinhof.* Weinheim: Beltz & Gelberg.

Reiner, Bob (2007): *The Bucket List* (dt.: *Das Beste kommt zum Schluss*). Drama.

Röhl, Sigrid (2004): *Fanita English über ihr Leben und die Transaktionsanalyse* (2. Auflage). Salzhausen: iskopress.

Schlegel, Leonhard (1995): *Die Transaktionale Analyse* (4. Auflage). Stuttgart: UTB.

Schmale-Riedel, Almut (2016): *Der unbewusste Lebensplan* (2. Auflage). München: Kösel.

Schmid, Bernd (1998): *Umgang mit einschränkenden Identitätsüberzeugungen.* Manuskript des Instituts für systemische Beratung, Wiesloch. (Online einzusehen unter ↗ http://www.systemische-professionalitaet.de/download/schriften/73-umgang-mit-einschraenkenden-identitaetsueberzeugungen.pdf, letzter Aufruf 12.04.2018.)

Schmid, Bernd A. (1989): „Programmatische Überlegungen anlässlich der Entgegennahme des ersten EATA-Wissenschaftspreises für Autoren". *Zeitschrift für Transaktionsanalyse* 6/4, 141–163.

Schmid, Bernd A. (1990): „Eine neue TA. Leitgedanken zu einem erneuerten Verständnis unseres professionellen Zugangs zur Wirklichkeit". *Zeitschrift für Transaktionsanalyse* 4/90, 156–172.

Schmid, Bernd A. (1994): *Wo ist der Wind, wenn er nicht weht? Professionalität & Transaktionsanalyse aus systemischer Sicht.* Paderborn: Junfermann.

Schneider, Johann (1987): „Zuwendungsprofil. Eine Erweiterung des Stroke-Profils von McKenna". *Zeitschrift für Transaktionsanalyse* 2/4, 90–94.

Schneider, Johann (1997): „Dreistufenmodell transaktionsanalytischer Beratung und Therapie von Bedürfnissen und Gefühlen". *Zeitschrift für Transaktionsanalyse* 1/2, 66–83.

Schneider, Johann (2013): *Burnout vorbeugen und heilen.* Paderborn: Junfermann.

Schreiber, Mathias (2010): „Machtmensch mit Phantasie". *Spiegel Geschichte* 4/2010. (Einzusehen unter ↗ http://magazin.spiegel.de/EpubDelivery/spiegel/pdf/72327426; letzter Aufruf am 12.04.2018).

Schulz von Thun, Friedemann (1998): *Miteinander reden 2.* Reinbek bei Hamburg: Rowohlt.

Spitz, Rene A. (1996): *Vom Säugling zum Kleinkind. Naturgeschichte der Mutter-Kind-Beziehungen im ersten Lebensjahr.* Stuttgart: Klett-Cotta.

Steiner, Claude M. (1978): „Die Stroke-Ökonomie". *Neues aus der Transaktionsanalyse* 2. Jg., Nr. 5, 15.

Steiner, Claude M. (2009): *Wie man Lebenspläne verändert. Die Arbeit mit Skripts in der Transaktionsanalyse* (12. Auflage). Paderborn: Junfermann.

Stewart, Ian & Joines, Vann (2000): *Die Transaktionsanalyse – Eine Einführung.* Freiburg: Herder.

Storch, Maja (2004): „Gute Entscheidungen treffen: Die Pizza-Probe". *Gehirn und Geist* 1/2004, 86–88.

Storch, Maja (2011): *Das Geheimnis kluger Entscheidungen. Von Bauchgefühl und Körpersignalen* (7. Auflage). München: Piper.

Storch, Maja: (2003): *Das Geheimnis kluger Entscheidungen. Von somatischen Markern, Bauchgefühl und Überzeugungskraft.* Zürich: Pendo 2003.

Temple, Susannah (2002): „Functional Fluency". *Zeitschrift für Transaktionsanalyse* 4/2002, 251–269.

Temple, Susannah (2007): „Das Functional-Fluency-Model in der Pädagogik". *Zeitschrift für Transaktionsanalyse* 1/2007, 76–88.

Thomson, George (1989): „Angst, Zorn und Traurigkeit (Fear, Anger, and Sadness)". *Zeitschrift für Transaktionsanalyse* 2/2003, 59–67.

Toggolino (Hrsg.) (2004): *Bob, der Baumeister – Yo, wir schaffen das! Play-a-Sound.* Hamburg: Xenos.

Welter-Enderlin, Rosmarie & Hildenbrand, Bruno (2012): *Resilienz – Gedeihen trotz widriger Umstände* (4. Auflage). Heidelberg: Carl-Auer-Systeme.

Internetressourcen

Bibeltext: ↗ http://www.bibeltext.com/matthew/7-5.htm (zuletzt aufgerufen am 29.05.2018)

Duden online: ↗ https://www.duden.de/rechtschreibung/Sabotage (zuletzt aufgerufen am 29.05.2018)

Homepage des MBSR-MBCT Verband e. V.: ↗ https://www.mbsr-verband.de/mbsr-mbct/mbsr.html (zuletzt aufgerufen am 29.05.2018)

Abbildungsverzeichnis

Verzeichnis der Anregungen zur Selbstreflexion

Über die Autorin

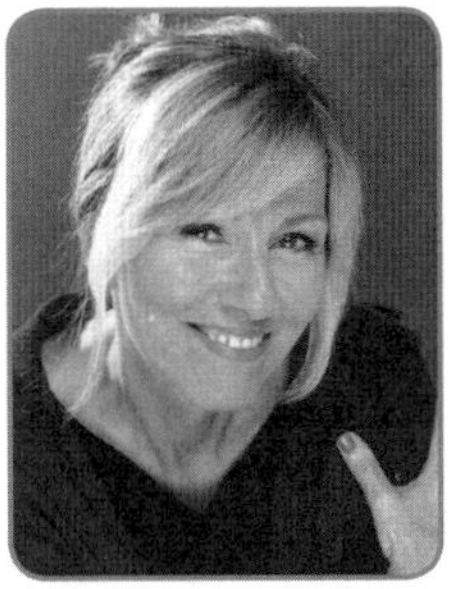

Andrea Landschof, Jahrgang 1962, ist Diplom-Pädagogin und studierte Soziologie, Pädagogik und Psychologie. Seit über einem viertel Jahrhundert begleitet sie einzelne Personen und Gruppen zum Thema persönliche und berufliche (Neu-)Orientierung.

Als Dozentin und Lehrbeauftragte für Themen der Persönlichkeitspsychologie und der beruflichen (Neu-)Orientierung war sie freiberuflich ein Jahrzehnt an Akademien und Hochschulen beschäftigt. Im Jahr 1998 begann sie die Ausbildung in und die Arbeit mit Transaktionsanalyse. Heute arbeitet sie als lehrende Transaktionsanalytikerin sowie Lehrsupervisorin und Lehrcoach. Seit 2008 ist sie Inhaberin des Beraterwerkes Hamburg, einem Institut mit Angeboten zur Einzelbegleitung sowie zu Fort- und Weiterbildungen in Beratung und Transaktionsanalyse. Sie ist Referentin auf nationalen und internationalen Kongressen und bietet Workshops und Vorträge u.a. zum Thema Coaching und Beratung sowie Potenzial- und Persönlichkeitsentwicklung an.

Andrea Landschof ist verheiratet und lebt mit ihrem Mann in Hamburg. Sie hat zwei erwachsene Kinder.

Notizen

Notizen

Schematherapie ganz praktisch

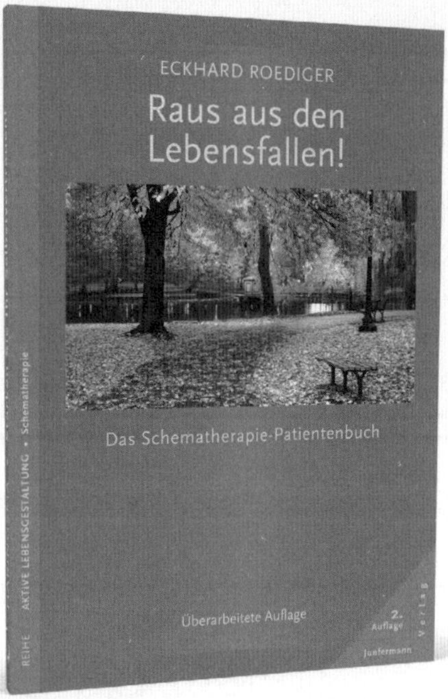

Eckhard Roediger

Raus aus den Lebensfallen!

Das Schematherapie-Patientenbuch

Wenn Sie sich fragen: »Warum passiert mir das immer wieder?!«, dann sitzen Sie vermutlich in einer Lebensfalle. Lebensfallen sind Erlebens- und Verhaltensmuster, die sich seit Kindheit und Jugend in uns einprägen, unser Bild der Welt verzerren und uns unbewusst nach den alten Regeln handeln lassen. Eine Schematherapie macht diese Muster bewusst und löst »alte Knoten« auf, so dass wir eine neue Sicht auf die Dinge bekommen und uns freier verhalten können. Dieses Buch stellt das aktuelle Modell der Schematherapie und den Ablauf leicht verständlich dar.

136 Seiten, kart. • € (D) 15,00 • ISBN 978-3-95571-404-8
Auch als E-Book erhältlich.

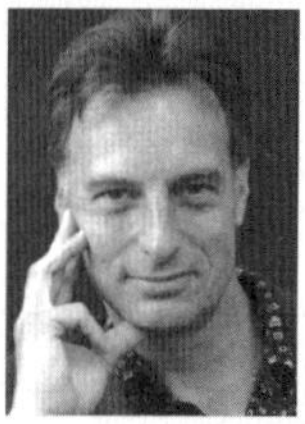

Eckhard Roediger, Dr. med., ist Neurologe, Psychiater und Arzt für psychotherapeutische Medizin und Dozent und Supervisor für Verhaltenstherapie und Schematherapie.

Ausführliche Informationen, E-Books sowie weitere erfolgreiche Titel zum Thema finden Sie auf unserer Website:

www.junfermann.de

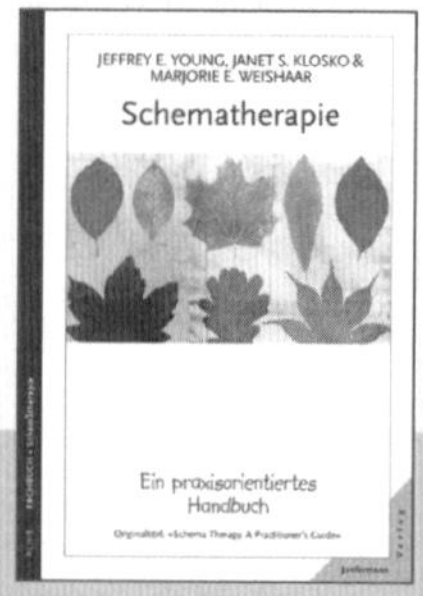

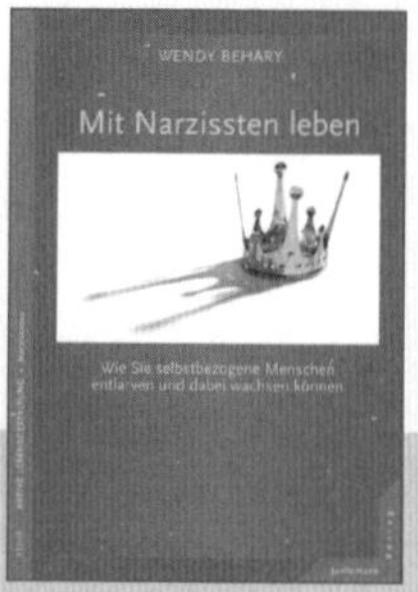

www.junfermann.de

Hausapotheke für die Seele

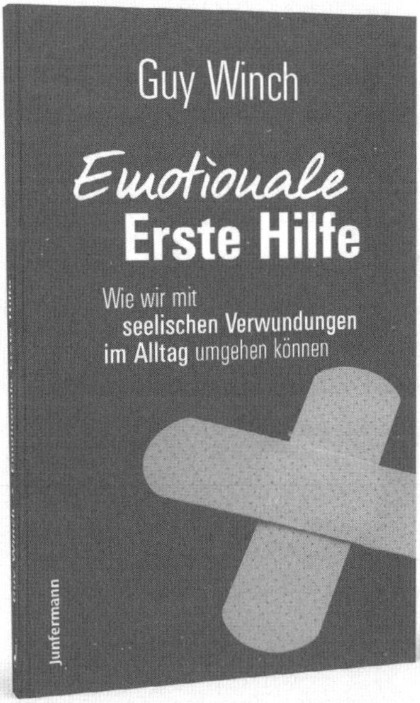

Guy Winch

Emotionale Erste Hilfe

Wie wir mit seelischen Verwundungen im Alltag umgehen können

Auf ein aufgeschlagenes Knie kleben wir ein Pflaster. Was aber unternehmen wir, um die seelischen Verletzungen zu behandeln, die wir im Alltag erleiden? Gleich zum Therapeuten zu gehen ist nicht immer sinnvoll, denn viele seelische Verletzungen sind nicht so schwer, dass sie professionelle Hilfe erfordern.

Dieses Buch ist eine Hausapotheke für die kleineren seelischen Verletzungen, die wir uns im täglichen Leben holen. Guy Winch führt Sie Schritt für Schritt in die Behandlung der häufigsten psychischen Verwundungen ein: Zurückweisung, Einsamkeit, Verlust, Schuldgefühle, Grübeln, Scheitern und ein geringes Selbstwertgefühl – hier lernen Sie, wie Sie mit emotionalen Wunden wirksam umgehen und so zu mehr Resilienz und Selbstvertrauen finden.

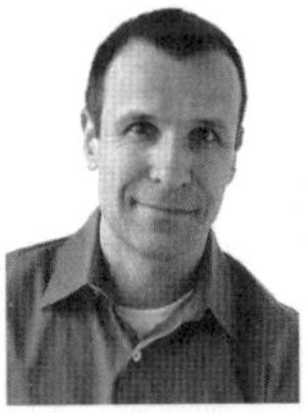

Guy Winch, Ph.D. ist als Psychotherapeut in eigener Praxis tätig. Er ist sehr erfolgreich als Vortragsredner, u. a. für die Organisation TED.

240 Seiten, kart. • € (D) 17,00 • ISBN 978-3-95571-485-7
Auch als E-Book erhältlich.

SHOPVORTEILE

- Kostenloser Versand – weltweit!
- Kein Mindestbestellwert.
- Lieferung innerhalb von 1–2 Tagen.
- Zahlung per Rechnung oder PayPal.

www.junfermann.de

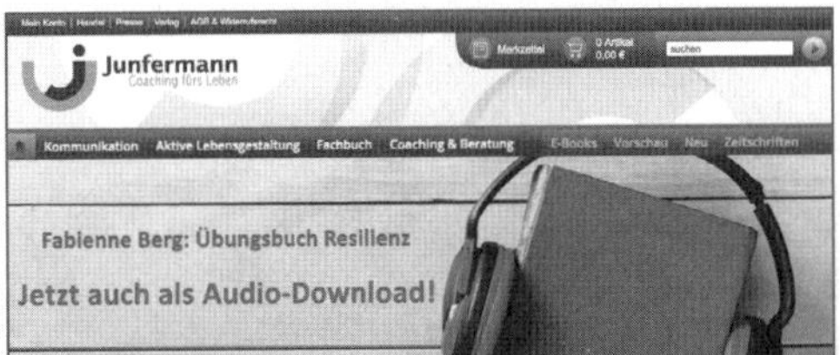

Gehirn, Geist & Erleben

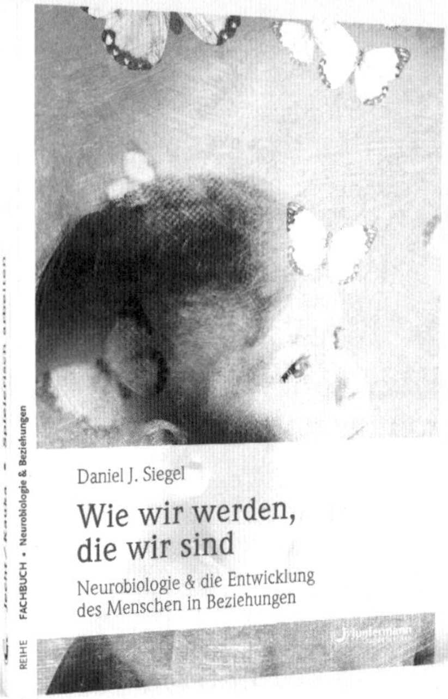

Daniel Siegel

Wie wir werden, die wir sind

Hochsensibilität verstehen und wertschätzen

Der Autor präsentiert eine bahnbrechende neuartige Sicht auf die Entstehung des menschlichen Geistes – auf den Prozess, durch den wir alle zu fühlenden, denkenden und erinnernden Individuen werden.

„Weshalb können wir uns nicht daran erinnern, was wir im Alter von drei Jahren getan haben? Welche biochemischen Auswirkungen haben Demütigungen, und inwiefern können sie sich auf das Gehirn von Kindern schädigend auswirken? Neue und einleuchtende Antworten auf diese Fragen ergeben sich aus Siegels Synthese neurobiologischer, psychologischer und kognitionswissenschaftlicher Erkenntnisse."
– Publishers Weekly

416 Seiten, kart. • € (D) 42,00 • ISBN 978-3-87387-581-4

Daniel J. Siegel, Medizinstudium an der Harvard University, Postgraduate-Studien an der UCLA in Kinderheilkunde, allgemeiner Psychiatrie und Kinder- und Jugendpsychiatrie. Zurzeit wirkt er als Associate Clinical Professor der Psychiatrie an der UCLA School of Medicine.

Ausführliche Informationen, E-Books sowie weitere erfolgreiche Titel zum Thema finden Sie auf unserer Website:

www.junfermann.de

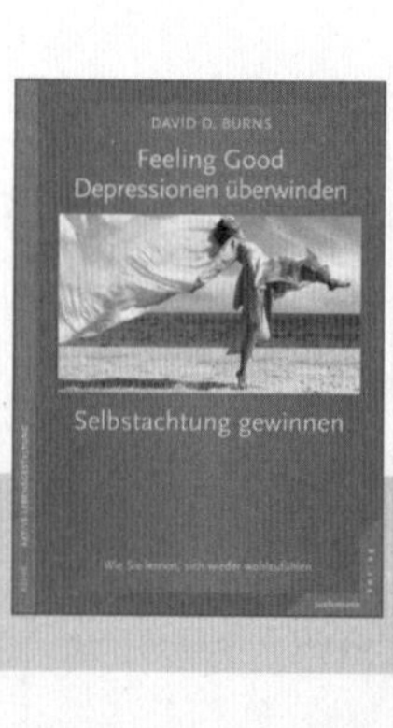

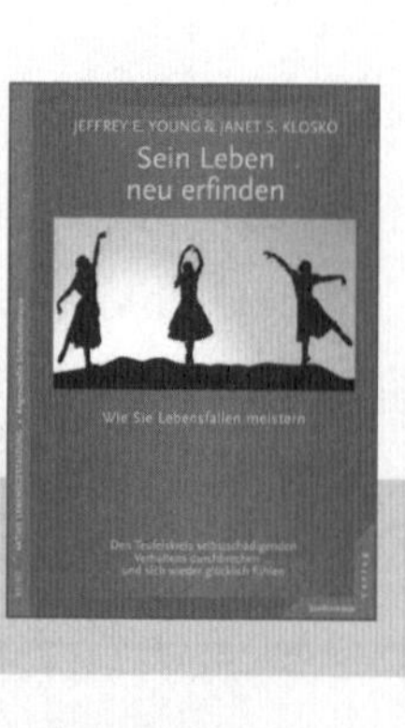

www.junfermann.de